MensSana

Über die Autorin:

Margarete Dreßler, geb. 1950, studierte Kommunikationswissenschaften und Psychologie in München und lebt heute als freie Autorin in Bayern. Ihre Fachgebiete sind Gesundheit und Ernährung sowie historische und kulturelle Themen.

Margarete Dreßler

Die unbekannten Heilkräfte der Blaubeere

Wirkstoffe und Anwendungsmöglichkeiten

MensSana

Die in diesem Buch erwähnten Diagnose- und Therapiemethoden sind nach bestem Wissen zusammengestellt. Sie ersetzen jedoch nicht die Beratung und Behandlung durch Ihren Arzt. Autorin und Verlag übernehmen keine Gewähr für die Richtigkeit der angeführten Empfehlungen, die Verantwortung liegt allein beim Leser.

Besuchen Sie uns im Internet: www.droemer-knaur.de
Alle Titel aus dem Bereich MensSana finden Sie im Internet unter
www.mens-sana.de

FSC
www.fsc.org
MIX
Papier aus verantwortungsvollen Quellen
FSC® C083411

Originalausgabe Juli 2011

Ein Unternehmen der Droemerschen Verlagsanstalt
Th. Knaur Nachf. GmbH & Co. KG, München.

Bilder: Margarete Dreßler
Umschlaggestaltung: ZERO Werbeagentur, München
Umschlagabbildung: FinePic®, München
Satz: Adobe InDesign im Verlag
Druck und Bindung: CPI – Clausen & Bosse, Leck
Printed in Germany
ISBN 978-3-426-87541-4

2 4 5 3 1

Inhalt

Vorwort

So klein sie ist – ohne sie hätte mancher Indianer nicht überlebt, auch nicht mancher Jäger und Sammler in unseren Breiten. Die Ureinwohner Nordamerikas nannten sie ehrfürchtig »Sternenbeere« und ein Geschenk des »Großen Geistes«. Da, wo sie heimisch ist, in den Ländern des nördlichen Erdkreises, wo es Wälder, Steppen und Heiden gibt, kann man den Nimbus der Blaubeere durchaus mit dem der Olive und dem des Weins in den Ländern des Südens vergleichen.

Nahrung, Heilmittel, lebensnotwendige Rettung in Zeiten des Hungers – die kleine, eher unscheinbare blaue Beere war und ist den Menschen all dieses. Dank moderner Forschungsmethoden wissen wir heute, warum die Blaubeere so vieles kann. Wir können ihre Inhaltsstoffe analysieren und ihre Wirkungen auf unsere Gesundheit im Experiment erforschen.

Auf den Märkten der Welt werden heute überwiegend Kulturblaubeeren angeboten. Kulturblaubeeren sind noch jung – erst vor weniger als 100 Jahren ist es gelungen, aus nordamerikanischen Highbush Blueberries die ersten Kultursorten zu entwickeln. Kulturblaubeeren werden außer im Hauptanbauland, den USA, inzwischen in vielen Ländern der Welt angebaut. Auch in solchen, in denen sie als Wildform nicht heimisch sind und in denen andere klimatische Verhältnisse herrschen als in ihren Ursprungsländern. Das ist möglich, weil es Züchtern gelungen ist, an unterschiedliche Klimata angepasste Sorten zu entwickeln und erfolgreich anzubauen.

Die Blaubeere gewinnt als Frucht immer mehr an Bedeutung, vor allem auch wegen der überraschenden Forschungsergebnisse über ihre gesundheitsfördernde Wirkung, die in den letzten Jahren bekannt geworden sind.
In zahlreichen Studien haben die Wirkstoffe der Blaubeere, auch im Vergleich mit anderen, ebenfalls hochwirksamen Pflanzenstoffen, ganz erstaunliche Ergebnisse gezeigt, wenn es darum ging, verschiedenen, in unserer Gesellschaft verbreiteten Erkrankungen vorzubeugen, ihren Verlauf aufzuhalten oder sie sogar zu heilen. Diese Wirkungen können vielfach auf bestimmte Inhaltsstoffe zurückgeführt werden, letztlich sind aber noch lange nicht alle Formen der Wirksamkeit der Blaubeere erforscht. Warum gerade sie vielen anderen hochwertigen Früchten in ihrer Wirkung auf den tierischen und menschlichen Organismus überlegen ist, ist bislang immer noch ein Geheimnis. Wir wissen noch längst nicht alles, aber vieles – und um dieses Wissen geht es in diesem Buch.

Das Buch behandelt die folgenden Themen:

- Wo wachsen wilde Blaubeeren, und wie heißen die wichtigsten Arten?
- Worin unterscheiden sich Kulturblaubeeren von wilden Blaubeeren, und wie werden Kulturblaubeeren angebaut?
- Wie und wofür wurden Blaubeeren in der langen Geschichte der Menschheit genutzt?
- Was ist in den blauen Beeren drin?
- Welche positiven Wirkungen haben Blaubeeren auf unterschiedliche, in unserer Gesellschaft sehr verbreitete Krankheiten?
- Wo in Deutschland kann man Kulturblaubeeren selber pflücken oder direkt vom Hof kaufen?
- Wie kann man mit Blaubeeren kochen?

I. Wilde Blaubeeren – wo wachsen sie, welche Arten gibt es?

Wilde Blaubeeren mögen es eher kühl. Wildwachsend finden sich Blaubeerarten nahezu in der gesamten kalten und kalt-gemäßigten nördlichen Hemisphäre.
Die Blaubeere gehört zur Gattung Vaccinium. Vaccinium-Gewächse gehören wiederum zur Familie der Ericaceae, der Heidekrautgewächse, und sind weltweit in ungefähr 450 Arten vertreten.

Auf dem nordamerikanischen Kontinent und in Europa ist das Vorkommen wilder Blaubeeren hinreichend erforscht und dokumentiert. Die allermeisten Arten, die weder auf dem nordamerikanischen Kontinent noch in Europa heimisch sind, sind weder klassifiziert noch eindeutig benannt.
Hier wird auf die wichtigsten Arten des gemäßigt kühlen Raums verwiesen, die in Europa, Nordamerika und Kanada vorkommen – den Kontinenten, in denen die Blaubeere traditionell und aktuell die größte Bedeutung hat.
In Europa ist die wichtigste und am weitesten verbreitete Blaubeerart Vaccinium myrtillus, die *europäische Wildblaubeere*, in englischsprachigen Ländern *Bilberry* genannt. In Europa gibt es neben einigen Bastarden aus der eingebürgerten, nordamerikanischen Art Vaccinium macrocarpon, *Cranberry*, vier verbreitete Vaccinium-Gewächse: Vaccinium myrtillus, *Blaubeere*, Vaccinium vitis-ideae, *Preiselbeere* (eigentlich: Weinrebe vom Berge Ida), Vaccinium uligonosum, *Rauschbeere*, und Vaccinium oxycoccus, *Moosbeere*.

Was den Europäern die Blaubeere ist, ist den Einwohnern der USA und Kanadas die *Blueberry.* Vorherrschende Arten in den USA und Kanada sind die sogenannte *Lowbush Blueberry*, Vaccinium angustifolium, auch als *Wild Blueberry* bezeichnet, und die *Highbush Blueberry.* Von den Highbush Blueberries, Vaccinium corymbosum, gibt es eine nördliche und eine südliche Variante, die *Northern Highbush* und die *Southern Highbush.* Die hitzeresistentere *Rabbiteye*, Vaccinium ashei, gedeiht besonders im Süden des nordamerikanischen Kontinents.
Alle drei Arten existieren bis heute in ihrer Wildform, Vaccinium corymbosum und Vaccinium ashei sind aber inzwischen hauptsächlich in unterschiedlichen Kulturformen zu finden.

Die europäische Wildblaubeere, Vaccinium myrtillus, ist fast über den gesamten europäischen Kontinent verbreitet. Sie gedeiht in Tiefebenen ebenso wie im Hochgebirge.
In Nordamerika wachsen Blaubeergewächse von Kanada (Alberta, British Columbia) bis zu den südlichen Rocky Mountains (Arizona, New Mexico).
Sowohl die amerikanische Wild Blueberry als auch die europäische Wildblaubeere wachsen bevorzugt als Unterwuchs in nicht allzu schattigen, lichten Wäldern, auf Lichtungen und auf Hochmooren. Im Süden steigt das Verbreitungsgebiet bis in die alpine Zone auf. Alle Blaubeeren lieben saure Böden, die sandig oder torfig sein können, und meiden kalkreiche Böden.

Hier noch ein Hinweis zur Terminologie:
»Art«, oder der lateinische Begriff »Species«, ist ein präziser biologischer Terminus. Alle wilden Formen von Vaccinium-Gewächsen wie z. B. Vaccinium corymbosum, Vaccinium angustifolium oder Vaccinium myrtillus sind »Arten«.

»Sorte« hingegen gilt als Synonym für unterschiedliche Kulturformen.
Und was unterscheidet die europäische Wildblaubeere von der amerikanischen Wildblaubeere, was die Highbush Blueberry von der Rabbiteye? Hier eine kurze botanische Charakterisierung der weltweit wichtigsten Blaubeerarten.

Die europäische Wildblaubeere (Vaccinium myrtillus)

Die Blaubeerpflanze ist ein holziger, stark verzweigter, buschiger Strauch. Sie wird in der Regel 20 bis 30 cm hoch und nicht höher als 50 cm. In vielen Wäldern bedecken Blaubeerpflanzen den Boden wie ein dichter Teppich. Im Herbst verfärben sich die Blätter der kleinen Büsche rötlich bis leuchtend rot und werden im Spätherbst abgeworfen. Anfang April brechen aus wechselständigen Knospen anfangs noch ganz hellgrüne Blätter. Die Form der Blätter ist rundlich bis eiförmig, der Blätterrand fein gesägt, der Blattstiel kurz. Die Zweige sind grün und scharf dreikantig. Ende April bis Anfang Mai entwickeln sich grün-weiße oder rosafarbene, kugelige Blütenkronen.
Die Blaubeere gehört zu den duftlosen Bienenblumen. Der Pollen ist tief im Blütenkelch verborgen. Die Blüten werden von Insekten, vor allem Bienen und Hummeln, bestäubt. Hummeln sind zur Bestäubung besonders geeignet, da ihr langer Rüssel tief in den Blütenkelch eindringen kann. In Gegenden, in denen nur wenige Bienen und Hummeln vorkommen, werden sie oft von Züchtern von Kulturblaubeeren durch Brutkästen gefördert. Bei späten Frösten, z. B. den gefürchteten Eisheiligen in Mitteleuropa, die noch Anfang Mai Frostnächte bringen können, können die bestäubten Blüten geschädigt werden. Die Ernte fällt dann schlecht aus. Im Juli werden die Beeren reif. Sie sind kugelig, blauschwarz, aber oft »bereift«. Durch den weißen Reif erscheinen die Beeren tief-

dunkelblau. Jede Beere ist durch einen Kelchrand (Kalyx) gekrönt. Das Fruchtfleisch ist violettrot und färbt sehr stark. Die europäische Wildblaubeere und in Asien vorkommende Arten haben farbiges und stark färbendes Fruchtfleisch. Das Fruchtfleisch der in Nordamerika heimischen Arten sowie das der Kulturblaubeeren, die von diesen Arten abstammen, ist weiß bis grünlich weiß und färbt kaum.
Die Beere enthält viele braune, länglich gekrümmte, etwa 1,2 mm große Samen.
Trotz ihres Vorkommens in sehr nördlichen Gegenden ist die Blaubeerpflanze frostempfindlich und braucht im Winter zum Schutz vor Frösten eine Schneedecke.
Blaubeerpflanzen sind äußerst langlebig. Bis sie die ersten Früchte tragen, müssen sie ca. sieben Jahre alt werden, ihre Lebenszeit beträgt 30 bis 40 Jahre und länger, manche sagen sogar bis 70 Jahre.

Wilde Blaubeeren sind sowohl bei der Bestäubung ihrer Blüten als auch bei der Vermehrung auf die Hilfe von Tieren angewiesen. Hauptsächlich Vögel tragen zur Verbreitung der wilden Blaubeere bei. Sie verzehren die Früchte und scheiden die Samen dann an anderen Orten wieder aus. Die Anfangsvermehrung der Blaubeere erfolgt auf diese Weise durch Samen, danach aber auch durch eine Art Ablegersystem. Die Wurzeln wilder Blaubeeren bilden unterirdische Stämme, sogenannte Rhizome. Diese Rhizome wachsen nahe der Bodenoberfläche. Aus ihnen entstehen neue Stämme, die die Bodenoberfläche durchdringen, und Wurzeln, die unter die Erde wachsen. Blaubeersträucher gelten wegen dieses unterirdischen Wurzelgeflechts als nahezu »unsterblich«.

Die Nährstoffansprüche der Blaubeere sind äußerst bescheiden. Blaubeeren brauchen sauren, feuchten, humusreichen und luftdurchlässigen Boden. Das sind arme Böden, wie sie in der Heide, in Moorgebieten und Wäldern vorkommen. Blaubeeren sind sehr kalkscheu und vertragen keine Staunässe. Sie brauchen wasser- und luftdurchlässige Waldböden, Sand oder Torf. Besonders gut gedeihen sie auf kalkarmen, sauren Böden mit einer torfartigen Rohhumusauflage. Der Säuregehalt des Bodens wird mit dem pH-Wert gemessen. Blaubeeren bevorzugen einen pH-Wert zwischen 4,0 und 5,2. Auch die tiefreichenden Torfböden der Hochmoore und sandige Heidelandschaften sind ein idealer Boden für sie. Je nach Bodenbeschaffenheit können sich Blaubeeren bis in 2800 m Höhe ansiedeln. In hohen Gebirgslagen sind sie neben der Bergkiefer und robusten Sträuchern nicht selten die vorherrschende Pflanzenart.

Die Highbush Blueberry (Vaccinium corymbosum)

Vaccinium corymbosum wächst wild im östlichen Nordamerika von Nova Scotia und Quebec in Kanada, in Nordost-Illinois, im nördlichen Indiana und in einigen Teilen Michigans, in North Carolina und New Jersey. Vaccinium corymbosum kommt in vielen Variationen vor.

Es gibt eine südliche Variante, die Southern Highbush, und eine nördliche, die Northern Highbush, die dem jeweiligen Klima bestens angepasst sind.

Die Pflanze wird 1,20 bis 1,80 m hoch, gelegentlich auch bis zu 3 m. Ihre Wurzeln reichen bis zu einem Meter Umkreis vom Stamm.

Im oberen Teil vorjähriger Seitentriebe bilden sich mehrere rundliche Blütenknospen aus. Aus jeder Knospe geht eine Doldentraube mit fünf bis zwölf Blüten hervor. Je nach Sorte besitzen die gestielten Blüten bis zu 20 mm lange Kronblätter von weißer bis rötlicher Farbe, die glockig, kugelig oder

röhrenförmig verwachsen sind. Die Früchte sind mit einem Durchmesser von 10 bis 30 mm groß im Vergleich zur viel kleineren europäischen Wildblaubeere.
Die Kelchkrone (Kalyx) hinterlässt eine Narbe in Form eines fünfzackigen Sterns. Die Indianer Nordamerikas nannten die Beere deshalb Star-Berry, Sternenbeere. Sie hatte für die Ernährung der Indianer und auch für die ersten Siedler eine herausragende Bedeutung (siehe Kapitel Geschichte).
Die Northern Highbush ist auch die »Mutter« der Kulturblaubeere. Denn aus ihr züchteten Anfang der zwanziger Jahre des 20. Jahrhunderts Elizabeth White und Frederick Coville die ersten Kulturblaubeeren.

Die Lowbush Blueberry (Vaccinium angustifolium)

Lowbush Blueberries sind, wie der Name schon sagt, niedrig wachsende Zwergsträucher von 30 bis 45 cm Höhe. Sie wachsen bevorzugt in Hochmooren, auf verlassenen Brachen und unter Nadelgehölzen oder Eichen. Die Pflanze ist hart und überlebt große Temperaturunterschiede. Ihr bevorzugter pH-Wert des Bodens schwankt zwischen 2,8 und 6,0. Lowbush Blueberries sind also verhältnismäßig flexibel, was den Säuregehalt des Bodens angeht.
Die Rhizome, das unterirdische Wurzelgeflecht einer Pflanze, können sich bis auf eine Länge von 10,5 m ausbreiten. Die Zweige tragen elliptische oder schmalelliptische – angustifolium bedeutet schmalblättrig – gezähnte Blätter. Die glockenförmigen Blüten sind in der Regel weiß, manchmal auch rosa.
Die Früchte sind in Größe und Form unterschiedlich. Sie sind glänzend oder mattschwarz, wenn sie einen »Reif« haben, erscheinen sie blau. Anders als bei der europäischen Wildblaubeere ist das Fruchtfleisch der Lowbush Blueberry weiß bis

grünlich weiß. In den USA und Kanada werden Lowbush Blueberries generell »wild« genannt und unter der Bezeichnung »Wild Blueberries« vermarktet. Diese »Wild Blueberries« werden aber häufig wie Kulturblaubeeren bearbeitet, das heißt, es können Bewässerung, Düngemittel und Pflanzenschutz gegen Insekten, Unkräuter und Krankheiten durchaus zum Einsatz kommen. Die Ernte erfolgt entweder maschinell oder mit Ernterechen. Wenn sie im Herbst ihre Blätter abgeworfen haben, werden die Sträucher durch Brandrodung oder Mähen oberhalb des Erdbodens zerstört, um Insekten und Konkurrenzpflanzen niederzuhalten. Die Brandrodung ist eine umstrittene Praxis, weil sie Flora und Fauna nachhaltig schädigt. In den USA und Kanada hat die Brandrodung aber eine lange Tradition, die Regeneration der Blaubeersträucher erfolgt dann im übernächsten Jahr nach dem Brand.

Die Rabbiteye (Vaccinium ashei)

Rabbiteye – übersetzt Kaninchenauge – ist Vaccinium corymbosum äußerlich sehr ähnlich. Sie unterscheidet sich von ihr vor allem in den Ansprüchen an die Winterkälte. Während corymbosum unbedingt eine längere Kälteperiode im Winter braucht, um zu gedeihen, kann ashei mit weniger Kälte auskommen. Sie ist daher besonders für gemäßigte und warme Klimazonen geeignet. Wild wächst sie vor allem in den Südstaaten der USA von Florida bis South Carolina und Nordarkansas.

II. Kulturblaubeeren – jung und erfolgreich

Für unsere Urgroßeltern, Großeltern, vielleicht auch noch unsere Eltern waren Blaubeeren die kleinen, wohlschmeckenden wilden Beeren, die man im Sommer im Wald sammelt und die so wunderbar färben. Heute haben die wenigsten Menschen zum Sammeln im Wald Zeit und Gelegenheit. Sie kaufen Blaubeeren im Laden oder auf dem Markt, und es ist ihnen vielleicht gar nicht bewusst, dass sie in den allermeisten Fällen Kulturblaubeeren kaufen. Kulturblaubeeren gehören zur gleichen Familie wie die wilden Beeren unserer Breiten, sie sehen aber anders aus, sind viel größer und schmecken auch anders.

Kulturblaubeeren gehören zu den jüngsten Kulturfrüchten überhaupt. Lange galten Blaubeeren – oder Blueberries – als nicht kultivierbar. Die meisten Züchtungsversuche schlugen vermutlich unter anderem auch deshalb fehl, weil man die Ansprüche an die Bodenbeschaffenheit nicht berücksichtigte. Man gab Blaubeeren wohlmeinend zu fette und zu wenig saure Böden. Blaubeeren vertragen aber nur magere, arme und besonders saure Böden. Es bedurfte des Pioniergeistes und der Hartnäckigkeit einer Elisabeth White und des botanischen Wissens eines Frederick Coville, um vor weniger als 100 Jahren aus nordamerikanischen Highbush Blueberries die ersten Kultursorten zu entwickeln.

Kulturblaubeeren sind jetzt schon beinahe ganzjährig auf den Märkten der Welt erhältlich, von denen sie die Wildblaubeeren fast gänzlich verdrängt haben. Nicht nur, weil die Produktionsmenge an Kulturblaubeeren um ein Vielfaches höher ist als das natürliche Vorkommen der Wildblaubeeren. Kulturblaubeeren sind länger haltbar und besser zum Transport geeignet als Wildblaubeeren, das gilt sowohl für die europäische Wildblaubeere (Vaccinium myrtillus) als auch für die nordamerikanische Lowbush Blueberry oder Wild Blueberry (Vaccinium angustifolium). Die durch Züchtung verbesserte Haltbarkeit und Transportfähigkeit geht bei vielen Kulturfrüchten zu Lasten von Aroma und Geschmack, auch zu Lasten der Qualität der Inhaltsstoffe und ihrer positiven Wirkungen auf die Gesundheit. Bei der Kulturblaubeere hat diese negative Entwicklung glücklicherweise noch nicht stattgefunden.

Warum Kulturblaubeeren anders schmecken als wilde Blaubeeren

Inzwischen gibt es weltweit eine große Vielzahl unterschiedlicher Kulturblaubeersorten, die für verschiedene Klimata und Lagen geeignet sind. Robustheit gegen Krankheiten, Schädlinge, Kälte oder Hitze sind wichtige Kriterien bei der Zuchtwahl, ebenso eine Höhe und ein Wuchs, die die Ernte erleichtern, die Größe der Früchte und vor allem ihr Geschmack.

Nordamerikanische Wildblaubeeren haben nicht nur ein andersfarbiges Fruchtfleisch als die »durchgefärbten« europäischen Wildblaubeeren, sie schmecken auch anders, weniger intensiv und säurebetont. Da Kulturblaubeeren aus wilden, nordamerikanischen Arten, nämlich zunächst Highbush Blueberries (Vaccinium corymbosum), danach auch Rabbiteye (Vaccinium ashei) und anderen gezüchtet wurden, ist ihr Geschmack dem der Ursprungsarten in der Regel sehr ähnlich. Der geschmackliche Unterschied zwischen Kulturblau-

beeren und europäischen Wildblaubeeren ist also nicht – wie oft angenommen – einem Qualitätsverlust durch selektive Züchtung zuzuschreiben, sondern erklärt sich aus der Herkunft der Kulturblaubeeren.
Ähnlich wie bei anderen Obstarten, z. B. Äpfeln, ist das Spektrum an Geschmack und Konsistenz der Kultursorten sehr breit – von eher säurebetont bis sehr süß, von knackig fest bis zart. Auf den Märkten werden Kultursorten allerdings bislang noch kaum unter ihrem in Fachkreisen bekannten Sortennamen angeboten, sondern schlicht als Kulturblaubeeren.

Welche Umstände können sich auf die Inhaltsstoffe von Kulturblaubeeren auswirken?

Neben Geschmack und Aroma stehen heute Inhaltsstoffe und gesundheitliche Wirkungen der Kulturblaubeere im Vordergrund der modernen Forschung, denn Züchter und Produzenten sind daran interessiert, nicht nur wohlschmeckende, sondern auch möglichst »gesunde« Beeren zu züchten und auf den Markt zu bringen.
Blaubeeren haben für die Gesundheit sehr bedeutsame Inhaltsstoffe. Aber nicht alle Blaubeeren, auch nicht alle Kulturblaubeeren, haben gleich viel davon. Einzelne Pflanzen derselben Art oder Kultursorte können Beeren mit unterschiedlichen Konzentrationen ihrer Inhaltsstoffe hervorbringen. Innerhalb einer Kultur spielen Standort, Temperatur, Wind, Sonneneinstrahlung und die Feuchtigkeit des Bodens eine Rolle – schon geringfügige Unterschiede können die Beeren beeinflussen. Weitere Faktoren wie geographische Lage, Jahrgang und Klima können erhebliche Variationen bedingen. Auch die Art des Anbaus, der Lagerung und des Transports hat in der Regel Einfluss auf die Inhaltsstoffe der Beere.

Das genetische Erbe der Kulturblaubeeren

Die Ursprünge der verschiedenen Kulturbeerensorten sind vielfältig. In Nordamerika existieren, abgesehen von den bekanntesten Wildarten Highbush, Lowbush und Rabbiteye, andere unterschiedliche wilde Arten, die ihr genetisches Erbe an Kultursorten und Hybriden weitergegeben haben und meist nach ihren Entdeckern benannt sind. Viele dieser wilden Arten kommen ursprünglich nur in bestimmten Regionen vor und haben besondere, erwünschte Eigenschaften, die sie an Kreuzungen weitervererbt haben. Der Anspruch einer vollständigen Aufzählung würde den Rahmen dieses Buches sprengen, deshalb werden hier nur drei Arten beispielhaft erwähnt:

- *Vaccinium darrowi* ist eine wilde Blueberry-Art, die zu Vaccinium cyanococcus gehört. Mit ihr verwandt sind auch Vaccinium corymbosum, Vaccinium angustifolium und Vaccinium ashei. Vaccinium darrowi ist eine immergrüne, niedrigwachsende Art, die in den Pinienwäldern Floridas weit verbreitet ist, wo Waldbrände Teil des Ökosystems sind. Vaccinium darrowi braucht keinen Frost. Die Pflanze bildet kleine Beeren, die in Florida im Juni und Juli reifen. Alle südlichen Highbush-Sorten lassen sich auf Kreuzungen zwischen Vaccinium corymbosum und Vaccinium darrowi zurückführen. Southern-Highbush-Sorten brauchen wie Vaccinium darrowi keinen Frost.
- *Vaccinium elliottii* ist eine andere Art von Vaccinium cyanococcus. Sie ist ein Highbush-Typ, der die Blätter wechselt, also nicht immergrün ist, und kann bis zu 3 m hoch werden. In den Wäldern des Südostens der USA ist sie weit verbreitet. Ihre Beeren sind klein und haben einen guten Geschmack. Die Beeren reifen am frühesten von allen in

den Wäldern von Südostflorida. Die Pflanze wächst da gut, wo auch Rabbiteye Blueberries gut wachsen. Die Pflanze braucht weniger organische Substanzen im Boden als die Highbush Blueberry. Man hat sie deshalb mit Highbush Blueberries gekreuzt, um Hybriden zu bekommen, deren Beeren sehr früh reifen und auf den sandigen Hügeln im Südosten der USA gedeihen können.

- *Vaccinium arboreum* kommt häufig im Südosten der USA vor und ist dort weit verbreitet. Die Pflanze ist größer und baumähnlicher als irgendeine andere Blueberry-Sorte in Nordamerika. Wahrscheinlich ist sie die baumähnlichste Art weltweit, aber das ist noch nicht offiziell bestätigt worden. In Florida kommen bis zu 8 m hohe Bäume vor. Obwohl die Pflanzen saure Böden bevorzugen, können sie auch bei einem pH-Wert bis 6,2 überleben, was keine andere nordamerikanische Blueberry kann – der ideale Wert ist im Allgemeinen ein pH-Wert zwischen 4,0 und 5,2. Die Wurzeln von Vaccinium arboreum sind keine Flachwurzler wie die Highbush Blueberry. Auf sandigen, gut wasserdurchlässigen Böden können die Wurzeln ohne Schwierigkeiten bis zu 2 oder 3 m tief dringen. Pflanzen der Art Vaccinium arboreum, umgangssprachlich Sparkleberry genannt, sind als Wurzelstock benutzt worden, um Highbush- und Rabbiteye-Sprösslinge aufzupropfen. Das hat sehr kräftige Kombinationen ergeben. Im nördlichen Florida blüht Vaccinium arboreum im März, und die Beeren reifen von Mitte September bis Mitte Oktober.

Diese und andere wilde Arten, die in den USA und Kanada wachsen, haben ihre unterschiedlichen Gene und Eigenschaften an zahlreiche Kultursorten weitergegeben. Wie alle nordamerikanischen Arten haben die Beeren der Kulturblaubeere ein weißes bis grünliches Fruchtfleisch und sind wesentlich größer als wilde Blaubeeren. Das Fruchtfleisch der europäischen Wildblaubeere oder Bilberry, die nach wie vor nur als wilde Frucht existiert, ist dagegen tiefdunkelviolett gefärbt.

Wie werden Kulturblaubeeren angebaut?

Kulturblaubeeren sind wie ihre wilden Vorfahren grundsätzlich anspruchslos, robust und genügsam. Allerdings sind Pflanzen, als Monokultur großflächig angebaut, immer wesentlich anfälliger für Krankheiten und Schädlinge als die Wildformen in der Natur. Außerdem werden in den großen Kulturen von jeder einzelnen Pflanze Höchstleistungen erwartet. In der konventionellen Landwirtschaft bedeutet das meistens den Einsatz von chemischen Substanzen zur Schädlingsbekämpfung und zur Düngung. Die robusten Blaubeeren sind aber in idealer Weise für den biologischen und integrierten Anbau geeignet. Er wird auch von vielen Züchtern, besonders in Europa, überaus erfolgreich betrieben. Es liegt in der Verantwortung und im Können der einzelnen Erzeuger, hohe Erträge zu erzielen, ohne dabei Umwelt und den gesundheitlichen Wert ihres Produktes zu gefährden.
Natürlich unterscheiden sich Blaubeerkulturen weltweit nicht nur durch klimatische und geographische Unterschiede, auch die »Philosophie« der Erzeuger und Verbraucher ist nicht überall gleich. Während in vielen Ländern des Westens die Verbraucher meist relativ umwelt- und gesundheitsbewusst sind und zunehmend Erzeugnisse aus integriertem und biologischem Anbau bevorzugen, herrscht in anderen Ländern bei Erzeugern und Verbrauchern eine weitgehende Toleranz für den Einsatz chemischer Mittel bei der Lebensmittelerzeugung. Insgesamt aber wächst der Anteil biologisch angebauter Blaubeeren weltweit an.

Welche Kriterien müssen erfüllt sein, damit Kulturblaubeeren gedeihen und sich wohlfühlen? Wodurch unterscheidet sich der Anbau von Kulturblaubeeren von dem anderer Beeren? Die folgenden Seiten könnten auch diejenigen interessieren, die im eigenen Garten Kulturblaubeeren anbauen wollen. Jede gute Baumschule führt Kulturblaubeerpflanzen.

Klima

Kulturblaubeeren werfen in der Regel ihre Blätter im Herbst ab und halten eine Winterruhe ein. Die meisten Sorten brauchen ein Minimum an Winterkälte, um gesund zu bleiben. Inzwischen sind aber viele Sorten entwickelt worden, die auch die milden Winter des Südens gut vertragen, besonders Sorten aus Southern Highbush, Rabbiteye und Vaccinium darrowi. Hier sind auch immergrüne Kulturen möglich. Gefährlich können späte Fröste werden, wenn die Pflanze bereits angefangen hat zu blühen. Wenn die Blüten erfrieren, ist meistens die ganze Ernte in Gefahr.

Bodenbeschaffenheit

Besonders arme und saure Böden sind für den Anbau von Kulturblaubeeren geeignet. Blaubeeren bevorzugen einen pH-Wert zwischen 4,0 und 5,2. Sie vertragen keine Staunässe. Ihre feinen, faserigen Wurzeln brauchen Sauerstoff, deshalb ist ein luftdurchlässiger Boden aus Sand oder Torf ideal. Viele Züchter legen niedrige Wälle an, auf denen die Pflanzen wachsen. Damit kann bei heftigen Regenfällen das Wasser in den Gräben abfließen und Staunässe vermieden werden. Wo der Boden von Natur aus nicht sauer genug ist, kann er angesäuert, das heißt, durch Zugaben von verdünnter Säure oder Schwefel auf einen den Blaubeeren zuträglichen pH-Wert gebracht werden.

Blaubeeren vertragen zwar keine Staunässe, andererseits sind sie aber Flachwurzler und müssen deshalb in der Kultur in regenarmen Gebieten meistens bewässert werden. Eine ideale und wassersparende Form der Bewässerung ist die Tropfenbewässerung.

Unkraut

Die jungen Pflanzen sind von Unkräutern, die als Nahrungskonkurrenten wirken, sehr gefährdet. Zur Vorbereitung des Bodens für die Pflanzung werden Unkräuter entweder mit der Hand oder mittels Herbiziden entfernt. Zur dauernden Freihaltung des Bodens von Unkraut hat sich das Mulchen ideal bewährt. Dabei wird der Boden rund um die Jungpflanze mit Torf, Sägemehl oder Rindenstücken bedeckt. Eine andere, optisch weniger ansprechende Möglichkeit ist das Abdecken des Bodens mit einer Plastikfolie, in der sich für jede einzelne Pflanze eine Öffnung befindet. Beide Methoden sind absolut umweltverträglich.

Dünger

Die Blaubeerpflanzen brauchen als anspruchslose Pflanze sehr wenig Dünger. Überdüngung bekommt den Pflanzen gar nicht, z.B. wird das Triebsterben, eine Pilzkrankheit, durch Überdüngung gefördert. Allerdings können die Pflanzen Mangelerscheinungen an bestimmten Nährstoffen und Spurenelementen aufweisen. Diese können mit Hilfe geeigneter Düngemittel ausgeglichen werden.

Krankheiten und Schädlinge

Blaubeeren sind für Krankheiten und Schädlinge grundsätzlich weit weniger anfällig als andere Beerenfrüchte, z.B. Erdbeeren. Dennoch können großflächige Monokulturen vor allem bei ungünstigen Wetterlagen von Krankheiten und Schädlingen befallen werden.

Der Einsatz von Pflanzenschutzmitteln kann hier manchmal erforderlich sein. Die Registrierung für Pflanzenschutzmittel legt klar fest, welche Produkte wann und wie eingesetzt werden können, um weder für den Anwender, die Umwelt und Nützlinge (z. B. Bienen) noch für den Verbraucher Schaden zu verursachen. Nach dem Einsatz von Pflanzenschutzmitteln werden die Beeren auch durch Stichproben auf Rückstände untersucht.
Eine wirkungsvolle und für die Pflanze, die bestäubenden Insekten und die Früchte völlig ungefährliche Methode der Schädlingsbekämpfung ist der Einsatz sogenannter »Nützlinge«, das sind Insekten, die natürliche Feinde der »Schädlinge« sind. Sie werden von spezialisierten Firmen gezüchtet und verkauft. Diese Methode hat sich bereits vielfach bewährt. Während der Blütezeit können auch Vögel, besonders Meisen, bei der Schädlingsbekämpfung hilfreich sein. Sie befinden sich dann in der Brut- und Aufzuchtphase und vertilgen große Mengen Raupen und andere Insekten, mit denen sie ihre Jungen füttern. Meisen können da, wo sie vorkommen, durch das Aufhängen von Brutkästen gefördert werden.

Ernte

Meistens werden Blaubeeren auch in den großen Kulturen noch schonend mit der Hand gepflückt, um einen hohen Qualitätsstandard zu wahren. Zur Nachlese oder in Situationen, in denen die Beeren massenhaft reif werden und das Pflücken allein mit der Hand nicht mehr zu bewältigen ist, werden zunehmend Erntemaschinen eingesetzt. Die so geernteten Beeren sind aber von minderer Qualität und werden hauptsächlich in der Industrie zu Säften, Marmeladen, Joghurt und anderen Lebensmittelprodukten oder auch in der Pharmazie weiterverarbeitet. Blaubeeren werden – anderes als andere Früchte – nur reif gepflückt. Bei vielen Sorten können

die reifen Beeren ohne Wert- und Größenverlust bis zu zehn Tage an den Sträuchern hängen. Wenn die Früchte blau geworden sind – sie haben wie die wilden Sorten einen »Reif« oder »Tau« –, dauert es ungefähr noch eine Woche, ehe sie genussreif und voll aromatisch sind. In dieser Woche nehmen die Beeren noch etwa 20 % an Volumen zu. Reife Früchte sind daran zu erkennen, dass der Stielansatz leicht rötlich wird. Nach dem Pflücken kommen die Beeren sofort in Kühlräume, wo sie sortiert, gewogen und verpackt werden. Anders als andere Beerenfrüchte wie Erdbeeren, Brombeeren oder Himbeeren sind Blaubeeren ohne jede Konservierung verhältnismäßig lang haltbar, zwischen einer und – bei bestimmten Sorten – sieben Wochen.
Außerdem verlieren sie während der Lagerung nur wenig oder gar nichts von ihren wertvollen Inhaltsstoffen. Dennoch bemühen sich die Erzeuger, die Beeren so schnell wie möglich nach der Ernte auf den Markt zu bringen. In der Regel ist dies, je nach Entfernung, in ein bis drei Tagen nach der Ernte der Fall.

Vermehrung bei Kulturblaubeeren

Kulturblaubeeren werden hauptsächlich durch Stecklinge, inzwischen aber immer häufiger durch Zellteilung vermehrt. Bei den Stecklingen unterscheidet man zwischen den sogenannten »Hardwood Cuttings« und den »Softwood Cuttings«. Bei den Hardwood Cuttings werden gesunde, knospenreiche Triebe von Pflanzen in der Winterruhe entnommen. Bei den Softwood Cuttings werden die Triebe im Frühsommer von bereits im Wachstum befindlichen Pflanzen entnommen.
Die moderne, häufig praktizierte Form der Vermehrung ist die Zellkultur oder Mikropropagation. Bei dieser Methode können, von einer gesunden Pflanze ausgehend, durch Zell-

teilung große Mengen von Pflanzen in sehr kurzer Zeit im Labor produziert werden, um diese dann in Baumschulen großzuziehen. Ist die Mutterpflanze virusfrei, so sind alle aus ihr gezogenen Pflanzen ebenfalls gesund. Diese Pflanzen sind in den ersten zwei Jahren wüchsiger und benötigen mehr Aufwand beim Schnitt, der aber durch höhere Erträge kompensiert wird. Durch die Mikropropagation können bestimmte Eigenschaften, die oft nur in wenigen Zellen einer Mutterpflanze vorkommen, wie Resistenz gegen Frost, Krankheiten, Hitze etc., auf eine neue Pflanze als für sie charakteristisches Merkmal übertragen werden.

Die jungen, heranwachsenden Pflänzchen werden oft zum besseren Wachstum in »Nebelkammern« unter extremer Luftfeuchtigkeit gehalten und anschließend im Freiland oder Gewächshaus zum Schutz vor Wind, Frost oder Hagel großgezogen.

Zusammenfassung

Kulturblaubeeren haben mit ihren wilden Vorfahren sehr vieles gemeinsam, vor allem die Robustheit und Anspruchslosigkeit. Beide brauchen »arme«, saure, luftdurchlässige Böden. Kulturblaubeeren sind genügsam und brauchen kaum Dünger oder zusätzliche Nahrung. Sie sind weniger anfällig für Krankheiten und Schädlinge als andere Kulturbeeren. Anders als andere Früchte werden die Beeren auch nur reif geerntet.

Kulturblaubeeren unterscheiden sich von den europäischen und nordamerikanischen Wildblaubeeren (Lowbush Blueberries) durch die Höhe der Sträucher – Kulturblaubeeren können mehrere Meter hoch werden, wilde Blaubeeren nur ca. 50 cm. Die Beeren der Kulturblaubeeren und die »Wild

Blueberries« der USA sind innen weiß bis grünlich. Europäische Wildblaubeeren sind »durch und durch« tiefblau bis violett gefärbt. Kulturblaubeeren können ohne Konservierung ungewöhnlich lange gelagert werden, ohne zu verderben oder etwas von ihren wertvollen Inhaltsstoffen zu verlieren. Wilde Blaubeeren sind von weicherer Konsistenz und verderben bei längerer Lagerung leicht.
Wegen ihrer besonderen Eigenschaften sind Kulturblaubeeren für den biologischen Anbau ideal geeignet.

Wer heute irgendwo auf der Welt Blaubeeren einkauft, kauft mit großer Wahrscheinlichkeit Kulturblaubeeren. Es kann deshalb für den Verbraucher wissenswert sein, etwas über Blaubeerkulturen zu erfahren. Wer genauere Angaben über bestimmte Kulturen wünscht, kann bei den verschiedenen Blaubeerverbänden und den großen Zuchtbetrieben weltweit anfragen. Die meisten haben eine Internetadresse mit Kontaktmöglichkeit (siehe Kapitel VI).

Abgesehen davon, dass die Blaubeere einen überragenden gesundheitlichen Wert hat, schmeckt sie sehr gut. Ob der Genuss am guten Geschmack, ob der Reichtum an für die Gesundheit so wichtigen Inhaltsstoffen bei der Kulturblaubeere mit den Ansprüchen modernster Technik bei Vermehrung, Anbau, Ernte, Lagerung und beim Transport in Einklang zu bringen sind, liegt letztlich im Können und in der Verantwortung von Züchtern, Anbauern und Vertreibern. Es ist zu hoffen, dass sie dabei erfolgreich sind, dass die Kulturblaubeere auch in Zukunft ein natürliches, wohlschmeckendes und unverfälschtes Lebensmittel mit hohem Wert für die menschliche Gesundheit sein wird.

III. Jahrtausende mit der Blaubeere – wie die Menschen sie genutzt haben

Seit ungefähr einer Million Jahren gibt es den Menschen heutiger Ausprägung, den Homo sapiens, auf der Erde. Erst vor ungefähr 10 000 Jahren wurden die Menschen allmählich sesshaft und begannen damit, Landwirtschaft zu betreiben. All die langen Jahrtausende vorher – so um die 990 000 Jahre – lebten die Menschen als Jäger und Sammler. Neben Fleisch und Fisch waren wilde Früchte und Beeren eine unverzichtbare Nahrungsquelle. Wilde Beeren spielten für die Bevölkerung eine große Rolle. In erster Linie als Nahrungsmittel, aber auch zunehmend als Heilmittel. Bevor es chemische Medikamente gab, waren die Heilkundigen auf das angewiesen, was die Natur ihnen bot. Grundlagen der Arzneiforschung waren Beobachtung und Erfahrung. Die besonderen Eigenschaften der Blaubeere machten sie zu einem wirksamen Heilmittel bei unterschiedlichen Krankheitsbildern. In der weiteren Entwicklung der Menschheit haben Blaubeeren auch in Wirtschaft, Kultur und Handwerk eine nicht unwesentliche Rolle gespielt.

Nahrung

Überall da, wo sie vorkommen, werden Blaubeeren auch gegessen. Eine besonders wichtige Rolle spielten sie bei den noch nicht sesshaften Menschen und bei den Naturvölkern. Besonders die Ureinwohner Nordamerikas sahen in der kleinen Beere ein Geschenk des »Großen Geistes«, das er seinen Kindern gab, um sie vor dem Hungertod zu retten. Wegen des

sternförmigen Kelches der Beeren wurde sie »Star-Berry«, Sternenbeere, genannt.
Die Indianer aßen Blaubeeren nicht nur frisch, sie machten sie auch haltbar durch Techniken wie Einkochen oder Trocknen. Der berühmte Pemmican, ein als Vorrat lange haltbares, kuchenähnliches Gemisch aus verschiedenen Zutaten, besteht außer aus Fett und Fleisch auch aus Beeren, vor allem aus den Vaccinium-Arten Blaubeeren und Cranberries.

Als Mitte des 19. Jahrhunderts in den USA die Methode des Eindosens aufkam, wurden außer Fisch und Fleisch auch Wild Blueberries und andere Früchte auf diese Weise konserviert und weithin verschickt. Mit dem Ausbau des Eisenbahnnetzes erweiterte sich der Markt beträchtlich. Vor allem Maine blieb bis in das 20. Jahrhundert hinein eines der größten Exportländer für Blueberries.

Die Weiterverarbeitung frischer Blaubeeren war auch in Europa üblich. Die in der Saison massenhaft gesammelten Blaubeeren wurden oft zu Kompotten, Marmeladen, Saft und Wein verarbeitet, getrocknete Beeren verwendete man wie Rosinen oder als Heilmittel.

Auch in manchen Regionen Südchinas wurden traditionell viele Blaubeeren gegessen. Die Menschen machten aus Blaubeeren Saft, Gelee, Wein, Marmelade, Sekt, Süßigkeiten und anderes. Blaubeeren wurden auch verwendet, um Reis zu färben – manche asiatischen Arten haben wie die europäische Wildblaubeere farbiges und färbendes Fruchtfleisch. Der so gekochte Reis ist purpurfarben, riecht süß, schmeckt gut und ist sehr nahrhaft.

Heilmittel

Früchte und Blätter der Blaubeere spielen in vielen Ländern Europas, in den USA und Asien in der traditionellen Medizin eine wichtige Rolle. Die Beeren wurden wegen ihrer adstringierenden, belebenden und antiseptischen Eigenschaften hauptsächlich gegen Durchfall und Ruhr verwendet, gegen Hämorrhoiden, Entzündungen des Verdauungstrakts, Magenbeschwerden oder Infektionen im Mund. Auch wurden sie verwendet bei Skorbut, Beschwerden beim Urinieren und Ausfluss. Hildegard von Bingen empfahl Blaubeeren, um die Menstruation auszulösen. Auch die Wirkung auf die Blase ist seit langem bekannt. Gegen Blasen- und Harnwegsentzündungen, sogar Blasensteine wurden Blaubeeren sehr erfolgreich eingesetzt. Die Blätter gelten wegen ihrer blutzuckersenkenden Eigenschaften als Heilmittel bei Diabetes. Tee aus den Blättern oder Aufgüsse wurden bei Augenentzündungen und Entzündungen im Mund, bei Hautinfektionen und Verbrennungen lokal eingesetzt. Bis heute schätzt man vor allem getrocknete Blaubeeren als hervorragendes Mittel gegen Durchfall, wegen der schonenden Wirkungsweise können sie auch bei Kleinkindern angewendet werden. Mit Milch vermischt galten Blaubeeren als Kosmetikum.

Sowohl in der chinesischen als auch in der Ayurveda-Heilkunde sind Ansätze der antiken Lehre der vier Elemente zu finden, die durch das wachsende Interesse an alternativen Heilmethoden wieder eine Renaissance erlebt. Die Blaubeere wird in dieser Lehre als Pflanze mit Erdcharakter und den Qualitätsmerkmalen »trocken« und »kalt« bezeichnet.

Eine überraschende Erfahrung machten Piloten der Royal Air Force im Zweiten Weltkrieg: Nachdem sie eine Zeitlang – wohl in Ermangelung eines anderen Desserts – zum Nachtisch Blaubeermarmelade gegessen hatten, konnten sie bei

Nachtflügen deutlich besser sehen. Nach dem Krieg ging man dieser Wirkung in wissenschaftlichen Versuchen nach.

Handwerk

Vor allem die Farbkraft der Blaubeeren hat dazu geführt, dass sie auch in Handwerk und Volkskunst eine Rolle spielt. Die wildwachsenden Blaubeeren Europas haben eine enorme Farbkraft. Sie färben nicht nur Haut, Lippen und Zähne tiefblau, Flecken auf Textilien lassen sich kaum entfernen. Bereits die Römer machten sich diese Qualität zunutze und verwendeten Blaubeeren als Färbemittel für Stoffe, Weine und Tinten.
Die Geschichte der Blaubeere als Färbemittel für Textilien, Nahrungsmittel, Wein, Tinte und zu Laborzwecken reicht bis ins 20. Jahrhundert, vor allem in den Notzeiten der jüngeren Vergangenheit wurde immer wieder auf ihre stark färbenden Inhaltsstoffe zurückgegriffen. Bei Färbern, Malern, Tünchern und Schreibern genoss die Farbkraft der Blaubeere großes Ansehen, auch weil sie billiger war als fremdländische Grundstoffe wie z. B. die teure Purpurschnecke. Noch im 19. Jahrhundert färbte man gerne Rotweine mit Blaubeeren dunkel. Die Zweige und das Reisig der Blaubeeren wurden für Besen und Ähnliches verwendet. Heute haben Blaubeerzweige besonders in der Floristik eine neue Rolle bekommen.

Wirtschaft

Die wirtschaftliche Nutzung der Blaubeere in Mitteleuropa und den USA begann gegen Ende des 19. Jahrhunderts. Blaubeeren wurden ins In- und Ausland verkauft und mit Hilfe des neuen Verkehrsmittels Eisenbahn verschickt. In Frankreich verwendete man Blaubeeren vor allem zur tieferen

Färbung und Ergänzung von Rotwein, besonders der Bordeauxweine. Ganze Wagenladungen sollen damals aus den Blaubeergegenden Mitteleuropas nach Frankreich verschickt worden sein.
Die Landbevölkerung sammelte zur Reifezeit, die drei bis vier Wochen dauert und im traditionellen Arbeitsjahr zwischen der Heuernte im Juni und der Getreideernte im August lag, die Blaubeeren in großen Mengen und verkaufte sie auf den Märkten. Ein guter Pflücker schaffte am Tag zwischen 40 und 50 Pfund Blaubeeren. Das anstrengende Sammeln war durchaus der Mühe wert. In der Erntezeit kam viel Geld in die Dörfer.
Die große Bedeutung der Blaubeere als Wirtschaftsgut vom 19. bis zum Anfang des 20. Jahrhunderts bezeugen immer wieder Streitigkeiten zwischen der einheimischen Bevölkerung, die auf die Ernte angewiesen war, und Touristen, die während ihrer Sommerfrische Blaubeeren pflücken wollten. Auch das Wildern in fremden Revieren war durchaus üblich und führte zu erbitterten »Blaubeerkriegen« zwischen benachbarten Dörfern.
In einigen Gemeinden wurden daher strikte Regeln erlassen, wem, wann und wo das Sammeln von Blaubeeren erlaubt war. Auch in den USA wurde im 19. Jahrhundert das Recht auf das Sammeln in bestimmten Gebieten Regeln und Gesetzen unterworfen. Manche Siedler pachteten Land, um die dort wachsenden Blaubeeren und ihre Ernte zu kontrollieren.

Heute ist der Anbau von Kulturblaubeeren ein wichtiger Wirtschaftsfaktor. Die Blaubeere ist erst in den zwanziger Jahren des 20. Jahrhunderts in den USA zur Kulturpflanze weiterentwickelt worden. In der Tat ist sie eine der jüngsten Kulturfrüchte der Geschichte. Lange galt die Blaubeere als unkultivierbar.

Erst die unermüdliche Elizabeth White und der Wissenschaftler Dr. Frederick Coville erzielten in gemeinsamer, jahrelanger, mühsamer und oft frustrierender Arbeit schließlich die ersten Erfolge.

Kultur und Brauchtum

Die Blaubeere hat im deutschsprachigen Raum noch einen anderen Namen: Heidelbeere, ein Name, der seit alters her in Gebrauch ist. Da in diesem Buch auch viel von den amerikanischen Blueberries die Rede ist, ist hier dem Namen »Blaubeere« der Vorzug gegeben worden. »Heidelbeere« bedeutet ursprünglich »Beere, die in der Wildnis wächst«, denn »Heide« hat früher nicht nur die uns heute als Heide bekannten Heidelandschaften bezeichnet, nämlich trockenes, waldloses Land, sondern war ein Begriff für jedes wilde, nicht bewirtschaftete Stück Landschaft überhaupt. Einigen Orten und Städten hat die Blaubeere bzw. die Heidelbeere ihren Namen gegeben. Berühmtestes Beispiel ist wohl die Stadt Heidelberg. Die Gegend um Heidelberg war sehr reich an Blaubeeren. In einer Chronik von 1718 wird berichtet, dass auf dem oberen Brunnen auf der breiten Burgstraße unter anderem das Bildnis einer Jungfrau eingehauen war, die einen Strauß Heidelbeeren in der rechten Hand hielt.

In den ländlichen Gebieten Europas, in denen sie reichlich vorkommt, ist die Blaubeere von der eher armen Landbevölkerung in vieler Hinsicht genutzt worden. Blaubeeren waren ein ganz besonderes Lebensmittel. Blaubeerwein, der auch als Heilmittel vielfach eingesetzt wurde, galt, anders als Apfelwein, der als Allerweltsgetränk angesehen wurde, als kostbares Getränk und wurde nur zu besonderen Gelegenheiten wie Taufe, Kommunion, Hochzeit, aber auch zur Stärkung bei Krankheit aus dem Keller geholt.

In der Volkskunst entstanden manche Sagen, Märchen und Geschichten, die sich um die Blaubeere ranken, so die berühmte schwedische Bildergeschichte von »Hänschen im Blaubeerwald«, der seiner Mutter als Geschenk zum Namenstag Blaubeeren sammeln will und sich im Wald verirrt oder, in den USA, »Blueberries for Sal«.

Die Bedeutung der Blaubeere als kostbares Gut geht auch aus einem alten Brauchtum im Odenwald hervor, der »Heidelbeerkasse«. In eine Höhlung eines großen Steins wurde als eine Art Opfergabe eine Handvoll Blaubeeren gelegt. »Jeder Beerensammler, der mit gefülltem Sammelgefäß hier vorbeikommt, hat die Pflicht, aus Dankbarkeit für den vorgefundenen Erntesegen einige Früchte in die Heidelbeerkasse zu werfen. Tut er das nicht, so wird ihm bei dem noch bevorstehenden steilen Abstieg ins Tal eine Ungeschicklichkeit passieren. Am häufigsten soll das Verschütten oder Auskippen der gesamten Früchte die Folge sein.« (Zitat nach Reutter, Rolf, Odenwälder Heidelbeeren).

Bei den Ureinwohnern der USA hatte die »Star-Berry« als Geschenk des »Großen Geistes« durchaus auch einen sakralen Nimbus, vergleichbar mit der Bedeutung des Olivenbaums und der Weinrebe im südlichen Europa.
Noch heute ist die Blaubeere in den USA Mittelpunkt von Brauchtum und Tradition. Während der Ernte der »Wild Blueberries« werden große Feste gefeiert und Spezialitäten aus Blaubeeren zubereitet. Eine der beliebtesten sind Blueberry-Muffins, für die in vielen Familien Rezepte über Generationen weitergegeben werden.

Zusammenfassung

Historisch gesehen sind Blaubeeren eines der ursprünglichsten Nahrungsmittel, die den Menschen frühester Kulturen als Sammler und Jäger lange vor der Entwicklung des Ackerbaus zur Verfügung standen.
Besonders in Nordamerika und Kanada waren Blaubeeren für die Bevölkerung unentbehrliche und lebensnotwendige Nahrung. Sie waren eine wesentliche, an wertvollen Stoffen reiche Ergänzung zu der vielfach nur aus Fisch und Fleisch bestehenden Nahrung. Blaubeeren galten aber nicht nur als Lebensmittel, sondern auch als Heilmittel und Arznei bei unterschiedlichen Erkrankungen.

Die Geschichte der Kulturblaubeere steht noch am Anfang. Auf immer mehr Kontinenten – in Asien, Neuseeland, Australien – werden in immer mehr Ländern Kulturblaubeeren angebaut. Zum Teil riesige Pflanzungen entstehen. Da Blaubeeren, um zu gedeihen, nur weniger oder gar keiner chemischen Unterstützung bedürfen, sind sie für den biologischen Anbau besonders gut geeignet. Anders als z.B. Erdbeeren werden die Beeren nur reif geerntet und sind auch reif sehr gut zu lagern. Weder Geschmack noch Inhaltsstoffe leiden. Wegen dieser Eigenschaften, besonders aber auch wegen ihrer erstaunlichen Wirkungen auf die Gesundheit liegen Blaubeeren voll im Trend. Die Nachfrage ist groß.

IV. Was in den blauen Beeren drin ist: Inhaltsstoffe

Der historische Überblick hat gezeigt, dass viele der gesundheitsfördernden Wirkungen von Früchten und Pflanzen seit Jahrtausenden bekannt sind. Dieses Wissen basiert auf Erfahrungen, die von Generation zu Generation weitergegeben und im Allgemeinwissen verankert wurden. Heilkundige waren bis ins 19. Jahrh. hauptsächlich Phytotherapeuten, das heißt, sie heilten »nur« mit Hilfe von pflanzlichen Substanzen. Diese Kräuter- und Pflanzenfachleute wussten fast genauso gut wie wir heute, welche Eigenschaften Pflanzen, ihre Teile und ihre Früchte haben und wie sie auf die menschliche Gesundheit wirken. Empirisch ist also sehr vieles über Pflanzen, Pflanzenteile und Früchte und ihre Wirkung auf den menschlichen Organismus bekannt und erwiesen.

Dieses Wissen konnte mit den Methoden der modernen Chemie und Medizin inzwischen größtenteils bestätigt werden. Seit den Anfängen des 20. Jahrhunderts ist es möglich, chemische Stoffe aus Nahrungsmitteln zu isolieren und diese nach ihrem Reichtum an für den menschlichen Organismus nützlichen Stoffen zu klassifizieren. Die Erkenntnisse darüber, welche einzelnen Stoffe und Komponenten es sind, die die positiven Wirkungen auf die menschliche Gesundheit ausmachen, haben sich im Laufe der Forschungen allerdings verändert.

Vor einigen Jahren noch betrachtete man die sogenannten sekundären Pflanzenstoffe, das sind Stoffe, die sich vor allem in den äußersten Blättern und in der Schale von Gemüse und Früchten befinden, als für die menschliche Gesundheit nicht relevant und ohne jeden Nährwert. Aus heutiger Sicht haben aber sekundäre Pflanzenstoffe eine neue, für die menschliche Gesundheit entscheidende Bedeutung erfahren.

1. Vitamine, Proteine, Mineralien: die primären Inhaltsstoffe der Blaubeere

Seit dem Anfang des 20. Jahrhunderts sprechen wir von Mineralien, Vitaminen, Fetten, Kohlenhydraten und Proteinen als den für den menschlichen Organismus wichtigen Inhaltsstoffen von Nahrung im Allgemeinen, speziell von Früchten und Gemüsen. Zur Abgrenzung gegenüber den »sekundären« werden sie »primäre Pflanzenstoffe« genannt.
Zu den »primären Pflanzenstoffen« werden hauptsächlich diejenigen Inhaltsstoffe einer Pflanze oder Frucht gezählt, die für die Ernährung von Mensch und Tier, auch für die Existenz der Pflanze selbst, lebensnotwendig sind. Es existieren verschiedene Analysen zu den Nährstoffen der Blaubeere, zeigen dabei aber zum Teil abweichende Ergebnisse. Kriterien wie Art, Anbaugebiet, Reifegrad etc. mögen hier eine Rolle spielen.
Wie bei fast allen Früchten ist Wasser auch der Hauptbestandteil der Blaubeere.

Nährwert und Kalorien von Blaubeeren
(nach Hemgesberg)

100 g enthalten:
- 0,6 g Eiweiße
- 0,6 g Fette
- 18,2 g Kohlenhydrate
- 4,9 g Ballaststoffe

- 0,3 g Mineralstoffe
- 37 kcal oder 157 kJ
- 0,6 BE

Vitamine und Mineralien pro Tasse (% des Tagesbedarfs):

- Vitamin C 32 %
- Vitamin A 6 %
- Vitamin E 4 %
- Folsäure 4 %
- Eisen 2 %
- Zink 2 %

Und hier eine Tabelle, die die Inhaltsstoffe von europäischen Wildblaubeeren mit denen von Kulturblaubeeren vergleicht:

Bestandteile je 100 g

	Waldblaubeeren	Kulturblaubeeren
Wasser	84,6	84,7
Eiweiß	0,60	0,80
Fett	0,60	–
Kohlenhydrate	6,08	13,40
Ballaststoffe	4,90	0,89 (Rohfaser)
Mineralstoffe	0,30	0,19
Organische Säuren	0,37	–

Vitamine in mg

Vitamin A	0,006	–
Vitamin B_1	0,020	–
Vitamin B_2	0,020	–
Nicotinamid	0,40	–
Vitamin C	2,0	2,0

(aus: Reutter, Peter und Rolf, Odenwälder Heidelbeeren, 2003)

Verglichen mit anderen Beeren ist der Vitamin-C-Gehalt der Blaubeere nicht besonders hoch, immerhin aber enthält eine Tasse Blaubeeren 32 % des Tagesbedarfs an Vitamin C. Besonders reich sind Blaubeeren an den Vitaminen A und E. Von den Mineralstoffen kommen in Blaubeeren besonders Mangan, Eisen und Zink vor. Bei den Zuckern sind die Zuckeralkohole Xylit und Sorbit vorherrschend.

2. Starker Schutz gegen Krankheiten: die sekundären Inhaltsstoffe der Blaubeere

Sekundäre Pflanzenstoffe befinden sich vor allem in den äußersten Blättern und in der Schale von Gemüse und Früchten. Sie dienen der Pflanze zum Schutz vor Umweltstressfaktoren, vor Krankheiten und Feinden. Außerdem geben sie der Frucht oder Blüte die charakteristische Farbe und ihr Aroma. Bei der Gesunderhaltung des menschlichen Organismus spielen sekundäre Pflanzenstoffe eine entscheidende Rolle. Der aus jahrhundertelanger Erfahrung bekannte Gesundheitswert bestimmter Früchte und Gemüse beruht nach jüngsten wissenschaftlichen Erkenntnissen hauptsächlich auf der Anzahl und der Qualität sekundärer Pflanzenstoffe der unterschiedlichen Arten.
Über die gesundheitsfördernden Eigenschaften der Blaubeere sind in den letzten Jahren umfangreiche wissenschaftliche Studien durchgeführt worden. Von ihnen und ihren Ergebnissen wird im nächsten Kapitel ausführlich die Rede sein. Sie erforschen die Wirkungen von Blaubeeren auf Krebserkrankungen, altersbedingte Schäden der Gehirnfunktionen, Harnwegsinfektionen, Diabetes, Blutkreislauf- und Blutgefäßprobleme

und andere Krankheitsbilder. In fast allen Studien werden die positiven Wirkungen von Blaubeeren auf den Organismus deren sekundären Pflanzenstoffen zugeschrieben:
»Wir alle wissen, dass Beeren chemische Experten sind: Sie produzieren auf natürlichem Wege komplexe, biologisch aktive Stoffe, die der menschlichen Gesundheit förderlich sind, indem sie einzigartige Strategien des Stoffwechsels anwenden, denen keine synthetische Droge auf dem Markt gleichkommen kann. Aber natürlich produzieren Beeren diese überraschenden phytochemischen Mixturen nicht aus Altruismus dem Menschen gegenüber!
Die in Beeren angehäuften biochemischen Stoffe – dieselben Stoffe, die bei kardiovaskulären Krankheiten und Krebs intervenieren, Infektionen vorbeugen, altersbedingten Verfall aufhalten und die Leistungen des menschlichen Stoffwechsels dramatisch steigern können –, all diese Stoffe fallen per Definition in die Klasse der sekundären Pflanzenstoffe.« (Zitat: Mary Ann Lila, Berry Health Benefits Symposium 2005)

Diese Stoffe erscheinen gehäuft als Reaktion gegen Auslöser von Umweltstress und werden von der Pflanze als defensive oder schützende Maßnahmen gebraucht. Sie spielen eine entscheidende Rolle bei der allgemeinen Überlebensstrategie der Pflanze. Umweltbedingungen können also sekundäre Pflanzenstoffe entscheidend beeinflussen. Vereinfacht kann man sagen, dass eine Pflanze, die unter besonders harten Umweltbedingungen lebt, die großer Kälte oder Hitze und starken Winden ausgesetzt ist oder in großer Höhe wächst, zu ihrem Schutz besonders viele sekundäre Pflanzenstoffe entwickelt, die wiederum denjenigen nützen, die ihre Früchte verzehren – Mensch oder Tier.

Eine der wichtigsten Obergruppen der sekundären Pflanzenstoffe sind die *Polyphenole.* Natürliche *Polyphenole* sind bioaktive Substanzen wie Farbstoffe, Geschmacksstoffe und Tannine.

Tannine oder Gerbstoffe

Gerbstoffe kommen in der Natur ausschließlich in der Pflanzenwelt vor. In der Heilkunde spielt ihre adstringierende Wirkung eine wichtige Rolle. Gerbstoffe werden nicht nur chemisch unterschieden, sondern auch nach ihrem Pflanzenursprung (Rinde, Holz, Blätter oder Wurzeln). Charakteristisch für alle Gerbstoffe ist, dass sie in der Lage sind, lösliche Eiweiße in der Haut und Schleimhaut zu binden und in widerstandsfähige, unlösliche Wirkstoffe umzuwandeln.
Tannine sind in Blättern und Früchten von Blaubeeren reichlich vorhanden. Gerbstoffe, die z. B. auch in Rotwein und Tee enthalten sind, haben entzündungshemmende, krebshemmende und antioxidative Eigenschaften. Traditionell ist die adstringierende Wirkung der Gerbstoffe bekannt. Aus der Preiselbeere, einer nahen Verwandten der Blaubeere, isolierte Tannine konnten z.B. mit Erfolg zur Behandlung von entzündlichen Zahnfleischerkrankungen verwendet werden, für Gurgel- und Spüllösungen gegen Angina sowie bei Mund- und Rachen- oder Zahnfleischentzündungen. Auch für Umschläge bei entzündeten Wunden, für Badezusätze bei Hämorrhoiden, Frostbeulen und Entzündungen der Haut macht man sich die adstringierende Wirkung der Gerbstoffe zunutze.
Die traditionelle Behandlungsweise von Durchfall mit getrockneten Blaubeeren beruht größtenteils auf der adstringierenden Wirkung der Tannine auf den Darm.
In jüngster Zeit stehen die antibakteriellen, entzündungshemmenden, krebshemmenden und vor allem antioxidativ

wirkenden Eigenschaften der Tannine im Vordergrund medizinischer Forschung.
In Lebensmitteln enthaltene Säuren wie Hydroxyzimtsäuren, zu denen z. B. die Ferulasäure gehört, Ellagsäure und andere Phenolsäuren wie Syringasäure, werden vielfach ebenfalls zu den Gerbsäuren gezählt. In Blaubeeren sind vor allem Syringasäuren, Hydroxyzimtsäuren und Ferulasäuren enthalten. Diesen Säuren werden in der Medizin vor allem entzündungshemmende und antioxidative Eigenschaften zugeschrieben.

Was die Blaubeeren blau macht: Anthocyane

Eine Untergruppe der *Polyphenole* sind die *Flavanoide.* Flavanoide sind Pflanzenfarbstoffe (flavus, lateinisch, bedeutet gelb). In der Natur kommen mehr als 5000 verschiedene Flavanoide vor. Eine Untergruppe der Flavanoide sind die *Flavonoide.* Sie verleihen praktisch allen farbigen Obst- und Gemüsearten ihre charakteristische Farbe. Eine Untergruppe der Flavonoide wiederum sind die *Anthocyane.* Anthocyane (von griechisch anthos: Blüte, und kyanos: blau) sind die in Blaubeeren bedeutendsten sekundären Pflanzenstoffe.

Anthocyane sind wasserlösliche Pflanzenfarbstoffe, die in höheren Pflanzen vorkommen und Blüten und Früchten die rote, violette, blaue oder blauschwarze Färbung geben.
Von den Anthocyanen wird in diesem Buch noch sehr oft die Rede sein, denn sie sind maßgeblich für die positiven Wirkungen von Blaubeeren auf die Gesundheit verantwortlich.
Anthocyane kommen meist in den Blüten und Früchten, aber auch in Blättern und Wurzeln vor. Vor allem in den äußeren Zellschichten sind sie zu finden. Insgesamt sind etwa 250 verschiedene Anthocyane bekannt. Die an Anthocyanen reichsten Früchte sind stark farbige, tiefpurpurne, blaue oder

schwarze Beeren wie Blaubeeren, Brombeeren und Holunderbeeren.

Die am häufigsten vorkommenden Anthocyane sind *Cyanidin, Delphinidin, Malvidin, Pelargonidin, Peonidin* und *Petunidin.* Cyanidin als das häufigste Anthocyan ist in 90 % aller Früchte präsent. Der Anthocyangehalt von Früchten variiert sehr stark. In 100 g Fruchtfleisch enthalten Birnen z. B. 0,25 mg, Blaubeeren dagegen 500 mg.

Warum sind Anthocyane für die Gesundheit so wichtig?

Anthocyane haben unterschiedliche Aufgaben:

- Zum einen schützen sie die Pflanze vor dem starken UV-Licht der Sonne, indem sie bestimmte Wellenlängen absorbieren. Auf diese Weise kann eine Schädigung des Zellkerns vermieden werden.
- Sie helfen, Insekten und andere Tiere anzulocken, indem sie durch ihre lichtabsorbierenden Fähigkeiten bei den Pflanzen Farben erzeugen. Diese Tiere helfen den Pflanzen wiederum bei ihrer Vermehrung, z. B. durch Bestäubung, durch Ausscheiden und Verbreiten der Samen.
- Sie binden freie Radikale, die entstehen, wenn die Pflanze unter Stress steht.

Die ersten beiden Punkte erklären auch, warum die Anthocyane sich hauptsächlich in den äußersten Zellen der Pflanzenteile finden, in der Schale oder Haut. Hier können sie ihre Aufgabe am wirkungsvollsten erfüllen. Wenn Pflanzen nun starkem Licht oder ionisierender Strahlung ausgesetzt werden, regt die Pflanze über chemische Botenstoffe die Anthocyanproduktion an.

Anthocyane sind licht- und temperaturempfindlich und anfällig gegenüber höheren pH-Werten. Am stabilsten sind sie im sauren Milieu.

Obwohl Blaubeeren reichlich Vitamine und Mineralien enthalten, sind es vor allem die hohen Konzentrationen von Pflanzenfarbstoffen, die mit gesundheitsfördernden Eigenschaften in Verbindung gebracht werden. Blaubeeren enthalten im Vergleich mit anderen Früchten und Beeren eine hohe Konzentration von Anthocyanen mit unterschiedlichen chemischen Strukturen.
Die Mischung von in Blaubeeren enthaltenen Anthocyanen ist hochkomplex. Unter den Anthocyanen sollen Cyanidine die stärkste gesundheitsfördernde Wirkung haben.

Im Vergleich zu Lowbush und Highbush Blueberries haben europäische Wildblaubeeren den höchsten Gehalt an Cyanidin. Die große Vielfalt der in Blaubeeren enthaltenen unterschiedlichen Anthocyane und die – gegenüber anderen anthocyanreichen Früchten – Komplexität der in Blaubeeren enthaltenen Anthocyane macht ihre Erforschung nicht immer leicht. Es ist aber durchaus möglich, dass gerade die Komplexität und die Vielfalt der Anthocyane der Blaubeere an ihren für die Gesundheit positiven Eigenschaften maßgeblich beteiligt sind.
Anthocyane haben keine toxischen (giftigen) Eigenschaften. Die Anthocyane aus Blaubeeren wurden, lange bevor ihre gesundheitsfördernde Wirkung bekannt war, zum Färben von Nahrungsmitteln benutzt (siehe Kapitel II Geschichte). Die seit der Mitte des 20. Jahrhunderts üblichen strengen Bestimmungen zum Gebrauch von Lebensmittelfarben bezeichnen Anthocyane ausdrücklich als nicht toxisch.
Anthocyane wirken in hohem Maße antioxidativ, das heißt, sie verringern signifikant die negativen Auswirkungen von Sauerstoffreaktionen im Organismus. Die neuere Forschung macht Sauerstoffprobleme für sehr viele der vor allem in den westlichen Industrienationen am häufigsten vorkommenden

Krankheitsbilder verantwortlich wie Alterungsprozesse des Gehirns, Erkrankungen von Herz und Kreislauf, Krebs, Entzündungsprozesse etc.

3. Lebensnotwendig – lebensbedrohend: die zwei Gesichter des Sauerstoffs

Lebewesen wie Menschen und die allermeisten Tiere brauchen Sauerstoff zum Atmen, zum Leben. Diese Lebewesen nennt man auch Aerobier. Aerob bedeutet »vom Sauerstoff abhängig«. Sauerstoff, auch Oxygenium, ist ein chemisches Element und stellt in der Atmosphäre das häufigste Element dar.

Zu Beginn der Erdentstehung gab es in der sich entwickelnden Atmosphäre keinen Sauerstoff. Vor 2,5 Milliarden Jahren bildete sich erstmals Sauerstoff, vermutlich durch die photosynthetische Aktivität der blaugrünen Algen (Cyanobakterien), denen es möglich war, Wasser in Wasserstoff und Sauerstoff zu spalten.

Seitdem hat sich die Sauerstoffkonzentration in der Luft kontinuierlich erhöht. Seit etwa fünf Millionen Jahren hat die Sauerstoffkonzentration den heutigen Wert von ca. 21 % erreicht. Der langsame Anstieg ermöglichte es den Lebewesen der Erde, sich in ihrer evolutionären Entwicklung an die relativ hohe Sauerstoffkonzentration anzupassen.

Pflanzen gewinnen ihre Energie mit Hilfe von Sonnenlicht aus Kohlenstoffdioxid und Wasser. Pflanzen wandeln Kohlenstoffdioxid und Wasser in Kohlenhydrate, Stärke und Fette um und geben dabei Sauerstoff ab. Pflanzen, Tiere und Menschen sind also existenziell voneinander abhängig:

Pflanzen dienen Menschen und Tieren als Nahrung, die Kohlenhydrate, Stärke und Fette enthält. Pflanzen geben Sauerstoff ab, der Menschen und Tieren das Leben ermöglicht und ihnen Energie liefert. Menschen und Tiere verarbeiten in ihrem Stoffwechsel Nahrung zu Kohlenstoffdioxid, der wieder den Ausgangspunkt für die Vegetation bildet. Diesen Vorgang nennt man auch *oxygene Photosynthese.* Die oxygene Photosynthese ist der bedeutendste und älteste biogeochemische Prozess der Erde. Durch die Bildung organischer Stoffe mittels Sonnenenergie treibt sie direkt und indirekt nahezu alle bestehenden Ökosysteme an, weil sie anderen Lebewesen energiereiche Baustoff- und Energiequellen liefert. Aus Sauerstoff wird zudem die Ozonschicht aufgebaut.

Die Zellen der Aerobier ermöglichen dem Organismus eine ca. zwanzigfache Energieausbeute im Vergleich mit anaeroben Systemen. Wegen dieser größeren Energieleistung setzten sich evolutionär die aeroben Lebewesen durch. Obwohl die allermeisten Lebewesen der Erde aerobe Lebewesen sind, existieren auch heute noch anaerobe Organismen wie z. B. Bakterien.

Oxidation

Wenn sich Sauerstoff mit anderen Elementen oder Stoffen verbindet, nennt man das Oxidation oder Verbrennung. Ein klassisches Beispiel für die Oxidation durch Sauerstoff sind alle Arten von Verbrennungen von kohlenstoffhaltigen Stoffen unter Luftsauerstoff, z. B. Verbrennung von Kohle, Benzin im Motor, Kerzen etc.
Im Körper aerober Lebewesen wird Nahrung in den vielen Schritten des biochemischen Stoffwechsels unter anderem zu körpereigenen Stoffen, Kohlenstoffdioxid und Wasser oxi-

diert, also verbrannt. Mehr als 95 % des Sauerstoffs werden zu Wasser umgesetzt, bis zu 5 % durchlaufen Stadien teilweise hochreaktiver Zustände. Diese 5 % sind für den Körper und sein Gleichgewicht von großer Bedeutung.
Sauerstoffmoleküle mit gepaarten äußeren Elektronen sind stabil, solche mit ungepaarten instabil. Diese hochreaktiven Sauerstoffmoleküle nennt man freie Radikale oder ROS (Reactive Oxygen Species). Sie sind hochreaktiv, weil sie nur ein Elektron haben – also ungepaart sind – und versuchen, einem anderen Molekül ein Elektron zu »entreißen«. Die meisten freien Radikale reagieren daher grundsätzlich mit allen biologischen Substanzen.

Freie Radikale – ihre ambivalente Rolle im Körper

Die gesunderhaltenden Funktionen der freien Radikale

Freie Radikale sind für den aeroben Organismus lebensnotwendig zur Abwehr von Krankheitserregern wie Bakterien, Viren und fehlerhaften Zellen, der Vorstufe von Krebszellen. Bei der Infektionsabwehr setzen sogenannte »Fresszellen« wie Leukozyten, Makrophagen etc. freie Radikale massenhaft frei. Wenn die Anwesenheit von Bakterien die Fresszellen aktiviert, steigt der Sauerstoffverbrauch innerhalb von 30 Sekunden auf das Zehnfache.
Ein einziges aktiviertes weißes Blutkörperchen kann in einer Sekunde eine Million freie Radikale ausstoßen, z. B. Wasserstoffperoxid und Stickoxid. Dieser Vorgang wird nur durch den erhöhten Sauerstoffverbrauch möglich. Bei jeder Art von Entzündung laufen im Körper genau diese Prozesse ab. Der Körper bekämpft auf diese Weise nicht nur Infekte oder Entzündungen, sondern auch defekte Zellen und Tumorzellen. Die wichtigsten Krebstherapien wie Bestrahlung, Überwärmung oder Chemotherapie beruhen auf demselben Prinzip

wie der körpereigene Kampf gegen Erreger. Sie alle provozieren die Produktion von freien Radikalen, die Krebszellen oxidieren und zerstören sollen.
Die Freisetzung von freien Radikalen zur Abwehr nennt man *»Respiratory Burst«*. Versagt dieser Mechanismus, ist der Körper Bakterien und damit Infektionen wehrlos ausgeliefert.

Die gesundheitsgefährdende Seite der freien Radikale
Wie bei so vielen Vorgängen im Körper ist die Nützlichkeit oder Schädlichkeit von freien Radikalen eine Frage des Gleichgewichts. Zur Erklärung der Ambivalenz der freien Radikale wird oft das Bild eines offenen Feuers gebraucht, das Wärme spendet und eine Kochgelegenheit bietet. Brennt das Feuer zu heftig, können Funken frei umherfliegen und an anderen Orten als der Feuerstelle Brände und große Zerstörungen verursachen.
Der Vorteil des Energiegewinnes durch die Aufnahme von Sauerstoff bringt für die Aerobier also auch Nachteile mit sich – viele, sehr viele Krankheitsbilder sind in den letzten Jahren als Sauerstoffprobleme erkannt worden. Treten freie Radikale in pathologisch hoher Konzentration auf, verändern oder zerstören sie die biologischen Strukturen. Die Folge sind Funktionsstörungen bis zur Mutation und bösartigen Entartung der Zelle.
Reaktionsfreudige, aggressive freie Radikale zerstören Moleküle, indem sie ihm ein Elektron »entreißen«. Zu Erkrankungen kann es kommen, wenn die zerstörten Moleküle keine »feindlichen« Eindringlinge wie Viren und Bakterien sind, sondern für den Körper lebenswichtige Funktionen erfüllen. Um ihr »Gleichgewicht« wiederzuerlangen, »jagen« die »beraubten« Moleküle andere Moleküle, um ihnen wiederum ein Elektron zu »entreißen«. Das »beraubte« Molekül wird dann selbst zu einem hochreaktiven, »räuberischen« freien

Radikal. So kann eine Kettenreaktion ausgelöst werden. Der Organismus der Aerobier hat gegen eine Überzahl von freien Radikalen körpereigene Abwehrmechanismen entwickelt, sogenannte *Antioxidantien.* Manche Antioxidantien bildet der Körper selbst. Dazu benötigt er aber Spurenelemente wie Zink, Selen und Kupfer, die mit der Nahrung aufgenommen werden. Andere, wie Vitamin C und E, sowie sekundäre Pflanzenstoffe wie Carotin oder Flavonoide wie Anthocyane müssen vollständig mit der Nahrung aufgenommen werden, da sie der Körper allein nicht bilden kann. Von *oxidativem Stress* spricht man, wenn zwischen freien Radikalen und Antioxidantien ein Ungleichgewicht zugunsten der freien Radikale entstanden ist.
Freie Radikale können innerhalb der Stoffwechselprozesse des menschlichen Körpers entstehen, man nennt das endogene Quellen, oder auch aus exogenen Quellen, also Ursachen außerhalb des Körpers.

Zu den körpereigenen, den endogenen Quellen gehören z.B.:
- Stress, physisch wie psychisch
- operative Eingriffe
- Alterungsprozesse
- Mangelernährung
- Entzündungen
- erhöhter Blutzuckerspiegel (Hyperglykämie)
- erhöhter Cholesterinspiegel (Hypercholesterinämie)

Zu den äußeren, den exogenen Quellen gehören:
- Luftverschmutzung (Ozon, Stickoxide, freie Radikale, Elektrosmog und anderer Smog)
- Rauchen und Alkohol
- toxische Schwermetalle, Umweltchemikalien und Umweltgifte im Allgemeinen

- UV-Strahlen
- Medikamente, vor allem Antibiotika und Zytostatika (krebshemmende Medikamente)
- Überbelastung

Stehen dem Körper nicht ausreichend Antioxidantien zur Verfügung, sind die natürlichen Abwehrkräfte des Menschen durch endogene oder exogene Faktoren, durch Krankheit, Schwächung des Immunsystems oder durch ganz normale Alterungsprozesse geschwächt, leidet der Organismus unter oxidativem Stress.

Welche Krankheiten können freie Radikale auslösen?

Freie Radikale sind vielfach verantwortlich für:

- Erkrankungen der Gefäße
- Arteriosklerose
- Herzinfarkt
- rheumatische Beschwerden
- Arthrose
- Allergien
- Entzündungen und Infektionen aller Art
- Krebserkrankungen
- vorzeitige Alterungsprozesse und degenerative Krankheiten des Gehirns wie Alzheimer

Um ein Übergewicht von freien Radikalen aufzufangen, ist der Organismus auf die Versorgung mit Antioxidantien wie z.B. Vitaminen angewiesen.

Als Beispiel für Oxidation und die Wirkung von Antioxidantien wird oft folgendes Beispiel genannt: Angeschnittenes Obst, z.B. ein Apfel, eine Birne, eine Banane, verfärbt sich in kurzer Zeit braun, wenn es der Luft, also Sauerstoff, ausgesetzt wird. Freie Radikale »fressen« die Zellwände auf und zersetzen das Obst. Gibt man nun Zitronensaft auf die Schnittstellen, wird dieses Verfärben, also die Oxidation, verhindert, denn das Vitamin C der Zitrone ist ein starkes Antioxidans.

Um die antioxidativen Wirkungen der verschiedenen Vitamine weiß man bereits seit längerer Zeit. Dass auch die sekundären Pflanzenstoffe verschiedener Früchte und Gemüse eine stark antioxidative Wirkung haben können, ist erst in den letzten Jahren bekannt geworden. Antioxidativ wirkt ein Nahrungsmittel dann, wenn es die schädlichen Auswirkungen von freien Radikalen im Organismus signifikant verringert.

4. ORAC: das Maß, um Antioxidantien zu messen

Es gibt unterschiedliche Methoden zur quantitativen Erfassung des antioxidativen Gehalts von Lebensmitteln. Die bis heute bekannteste ist der von Prof. Ronald Prior Mitte der neunziger Jahre entwickelte ORAC. ORAC ist die Abkürzung für *Oxygen Radical Absorbance Capacity* – die Kapazität, freie Radikale zu absorbieren. Ronald Prior hat intensive Forschungen über pflanzliche Antioxidantien betrieben. Außer dem ORAC existieren noch einige ähnliche Verfahren (z. B. FRAP: Ferric Reducing Antioxidant Power), auf die hier aber nicht näher eingegangen wird. Wenn es um quantifizierte antioxidative Kapazität geht, wird im Folgenden immer vom ORAC die Rede sein.
Prior und sein Team untersuchten allgemein bekannte Gemü-

se- und Obstsorten, grüne und schwarze Tees, Fruchtsäfte und Weine auf ihre antioxidativen Werte.

Die Werte für Obst und Gemüse sind in der folgenden Tabelle aufgelistet:

Die Lebensmittel mit der höchsten antioxidativen Wirkung
[ORAC (Oxygen Radical Absorbance Capacity), Einheiten je 100 g]

Frische Früchte		Frisches Gemüse	
Blaubeeren	2400	Kohl	1770
Brombeeren	2036	Spinat	1260
Erdbeeren	1540	Rosenkohl	980
Himbeeren	1220	Alfalfa-Sprossen	930
Pflaumen	949	Brokkoli	890
Orangen	750	Rote Bete	840
Trauben (blau)	739	Paprika	710
Kirschen	670	Zwiebeln	450
		Mais	400
		Auberginen	390

(Die Werte stammen aus Studien des USDA Human Nutrition Research Center on Aging at Tufts University in Boston, unter der Leitung von Dr. Ronald Prior.)

Von den hier geprüften Obst- und Gemüsesorten haben Blaubeeren nach dieser Methode also den höchsten antioxidativen Wert.

5. Unterschiedliche Faktoren, die den antioxidativen Gehalt der Blaubeeren beeinflussen können

Viele Menschen beschäftigt die Frage, ob antioxidativ wirkende Lebensmittel positive Wirkungen auf Erkrankungen haben. Dieses Interesse hat die Forschung über Nahrungsmittel, die wie Blaubeeren eine hohe antioxidative Kapazität haben, vorangetrieben. Die Forschung arbeitet intensiv daran, Kulturblaubeersorten zu entwickeln, die einen möglichst hohen gesundheitlichen Wert haben. Der erste Schritt dazu ist herauszufinden, welche Faktoren die für die menschliche Gesundheit wichtigen Inhaltsstoffe der Blaubeere, insbesondere die antioxidativ wirkenden Anthocyane, beeinflussen können.

Welche Rolle spielen die Gene? Welche die Umwelt?

Die Vermutung liegt nahe, dass die genetisch unterschiedlichen Sorten der Kulturblaubeere auch einen unterschiedlichen Gehalt an Anthocyanen aufweisen. Es wäre dann also die Art oder Sorte einer Blaubeere, die für den Gehalt an Anthocyanen verantwortlich ist.

Ronald Prior klassifizierte zunächst die Arten Highbush, Lowbush, Rabbiteye und Bilberry, die europäische Wildblaubeere, nach ihrem Gehalt an Anthocyanen:

Highbush (Vaccinium corymbosum): 25–495 mg/100 g
Lowbush (Vaccinium angustifolium): ca. 138 mg/100 g
Rabbiteye (Vaccinium ashei): 210–272 mg/100 g
Bilberry (Vaccinium myrtillus): 300–698 mg/100 g

Bilberries, also europäische Wildblaubeeren, hatten von allen Arten den höchsten ORAC (44,6). Dieser Umstand scheint leicht erklärbar: Europäische Wildblaubeeren haben nicht nur eine blaue Schale, sondern im Gegensatz zu den wilden Blaubeeren in den USA (Lowbush Blueberries) und Kulturblaubeeren auch ein blaues Fruchtfleisch. Da die antioxidativ wirkenden Anthocyane für die Farbe der Früchte verantwortlich sind, steigen mit der Blaufärbung des Fruchtfleisches sowohl die Quantität der Anthocyane als auch die antioxidative Kapazität.
Auch in anderen Vergleichen erwies sich stets die europäische Wildblaubeere reicher an Anthocyanen als alle anderen wilden Arten und Kultursorten.
Weitere Studien kommen ebenfalls zu dem Ergebnis, dass in der Regel der genetische Typ einer Beere für den ORAC und den Gehalt an Pflanzenfarbsoffen entscheidend ist. Aber auch die verschiedenen genetischen Typen können von Umwelt- und Wachstumsbedingungen beeinflusst werden, die sich wiederum auf den Gehalt an Pflanzenfarbstoffen auswirken, so dass z. B. eine Highbush-Pflanze, die normalerweise generell weniger anthocyanreiche Früchte trägt als eine Lowbush-Pflanze, unter günstigen Bedingungen Früchte mit einem höheren Anthocyangehalt ansetzen könnte als eine Lowbush-Pflanze unter ungünstigen Bedingungen.

Die Ergebnisse weiterer sortenspezifischer Untersuchungen von Prior über den Einfluss von Standort und Sorte auf den Anthocyangehalt erhärten die Vermutung, dass neben der Genetik der Standort und die klimatischen Verhältnisse eine wichtige Rolle für den Gehalt an Anthocyanen spielen. Viele Studienergebnisse sprechen dafür, dass Umweltbedingungen sowohl den Gehalt an Pflanzenfarbstoffen als auch den ORAC beeinflussen können.

Innerhalb einer Blaubeere kommen zahlreiche Anthocyane mit verschiedenen Strukturen vor. Hier stellt sich die Frage: Haben die individuellen Anthocyane unterschiedliche gesundheitsfördernde Eigenschaften, und welches ist die beste Anthocyan-Verbindung für eine optimale gesundheitsfördernde Wirkung? Prior stellte 1997 fest, dass sich die antioxidative Kapazität mit der Struktur der Anthocyane verändert, und dass Cyanidin die höchste antioxidative Aktivität aufweisen konnte.

Obwohl im Allgemeinen die Arten und Sorten für den Gehalt an Anthocyanen maßgeblicher sind als Wachstums- und Erntezeit, können Umweltbedingungen den ORAC und den Gehalt an Pflanzenfarbstoffen der Beeren erheblich beeinflussen. Das scheint durchaus einleuchtend. Jeder weiß, dass sich Sonnenstunden und Regenfälle eines Jahres stark auf die Qualität z. B. von Wein auswirken können.

Sind die Kleinen wirklich besser? Welche Rolle spielt die Größe der Beeren?

Auch die Größe der Beeren spielt vermutlich für den Gehalt an Pflanzenfarbstoffen eine Rolle. Der Trend der Züchtungen geht in die Richtung größerer Beeren. Kleinere Beeren haben aber im Verhältnis zur Gesamtgröße eine größere Oberfläche. Da sich die Anthocyane in der Haut beziehungsweise Oberfläche befinden, ist also anzunehmen, dass kleine Beeren auch mehr Anthocyane enthalten als große Beeren. Die europäische Wildblaubeere, die kleine Beeren hat, hatte nach den vorliegenden Studien folgerichtig auch den höchsten Gehalt an Anthocyanen.

Reife Beeren sind gesünder

Der Gehalt an Anthocyanen steigt, laut einer Studie aus Finnland, während des Reifungsprozesses stark an. Der Zeitpunkt der Ernte hat also demnach eine starke Wirkung auf den ORAC. Beeren, die unmittelbar nach dem Blauwerden geerntet wurden, hatten einen deutlich geringeren ORAC als die Beeren, die 49 Tage später geerntet wurden. Der ORAC und die Menge der Anthocyane stiegen bei zwei Messungen um 224 % und 261 % bei der Sorte »Brightwell«, bei den »Tif-blue« um 164 % und 176 % bei wachsendem Reifegrad. Auch andere Forscher kamen zu dem Ergebnis, dass der ORAC mit dem Reifegrad ansteigt, besonders in der Phase von 75 % zu 100 % der Reife. Hier erweist es sich für den Verbraucher als ein Vorteil, dass Blaubeeren im Gegensatz zu anderen Beeren und Obstsorten ausschließlich reif geerntet werden. Beeren, die später im Jahr reif werden, wie die Rabbiteye-Sorten »Tif-blue« und »Brightwell«, haben generell eine höhere antioxidative Kapazität als frühreife Beeren.

Kann Stress positiv sein?

Anthocyane entwickelt die Pflanze, um sich vor Umweltstress wie z. B. starker UV-Strahlung zu schützen. Sie haben eine defensive und schützende Rolle in der Überlebensstrategie der Pflanze. Stressauslöser aktivieren die bioaktive, chemische Produktion der Pflanzen. Es ist die Frage, ob »gestresste« Pflanzen möglicherweise für den Menschen gesündere Früchte ansetzen. Früchte von Pflanzen, die in »unwirtlicher« Umgebung leben, die hohen Lagen, starken Winden, starker Sonneneinstrahlung ausgesetzt sind, gelten oft als besonders reich an wertvollen Inhaltsstoffen. Es gibt Überlegungen, die natürlichen Schutzmechanismen der Pflanze für den Verbraucher nutzbar zu machen. Produziert eine willkürlich gestresste Pflanze besonders gesunde Beeren? Diese Vorstellung verursacht unwillkürlich Unbehagen. Inwieweit eine Intervention in diese Richtung möglich und sinnvoll wäre, ist letztlich eine noch nicht vollständig beantwortete Frage.

Wie lange halten sich frische Blaubeeren?

Produzenten und Händler werden immer versuchen, Früchte nach der Ernte so schnell wie möglich auf den Markt zu bringen, damit eine optimale Qualität gewahrt bleiben kann. Damit bestimmte Früchte aber beinahe ganzjährig auf den Märkten angeboten werden können, sind Transporte über oft sehr große Strecken Usus geworden. Viele Früchte und Gemüse werden in einem Erdteil erzeugt und in einem anderen im Handel angeboten. Die Haltbarkeit der Früchte während des Transports und der eventuelle Verlust wichtiger Inhaltsstoffe während der Lagerung sind deshalb wichtige Kriterien.

In einer Studie wurden neun verschiedene Kulturblaubeersorten, die mittelspät oder spät geerntet werden, untersucht. Es handelte sich um Sorten, die als frische Früchte auf den Markt kommen sollten, einige von ihnen auch zur Weiterverarbeitung, nämlich »Bluecrop«, »Jersey«, »Elliott«, »MSU-58«, »Bluegold«, »Brigitta«, »Nelson«, »Legacy« und »Little Giant«.

Es zeigte sich, dass die Haltbarkeit der Inhaltsstoffe sortenspezifisch ist. Die Sorten »Jersey« und »Little Giant« hielten ihre Vermarktungsqualität weniger als drei Wochen. »Bluecrop«, »Elliott« und »Nelson« überstanden eine Lagerung von drei Wochen ohne Verluste, »Bluegold« zwischen drei und fünf Wochen, und »Brigitta«, »Legacy« und »MSU-58« konnten ihre Qualität bis zu sieben Wochen bewahren!

Keine der untersuchten Sorten zeigte bei der Lagerung Verluste an der antioxidativen Aktivität, die während der Ernte gemessen wurde. Die gesundheitsfördernden Eigenschaften dieser Beeren bleiben also nach der Ernte in den Beeren, bis sie den Verbraucher erreichen.

Blaubeermarmelade, Blaubeerjoghurt – wie viel Gutes ist da noch drin?

Der antioxidative Gehalt weiterverarbeiteter Blaubeeren

Die Verarbeitung frischer Früchte zu Säften, Konzentraten, Marmeladen, Kompotten und anderen Produkten bedeutet in der Regel einen Verlust an wichtigen Inhaltsstoffen. Bei der Gewinnung von Blaubeersaft und Konzentrat geht auch tatsächlich ein großer Anteil von Anthocyanen und Pflanzenfarbstoffen verloren: Nur 32 % verbleiben im Saft, im Presskuchen bis zu 18 %. Von Flavonolen, Proanthocyanen und Chlorogensäure blieben 35 %, 43 % und 53 % im Saft. Während der Konzentration schwanken die Verluste zwischen 15 % bei den Anthocyanen und 20 % bei den Proanthocyanen. Das Anthocyan Malvidin-Glukose zeigte sich als das stabilste, Delphinidin-Glukose am wenigsten stabil.

In einer anderen Studie wurde die Wirkung von Gefrieren, Lagern und Trocknen in Kammern auf den Anthocyangehalt und die antioxidative Aktivität von Highbush Blueberries (Vaccinium corymbosum) geprüft.

Frische Beeren wurden zwei Wochen lang bei 5 °C gelagert. Gefrorene Beeren wurden drei Monate bei –20 °C gelagert. Beim Trocknen wendete man zwei verschiedene Verfahren an: Eines behandelte die Beeren vor dem Trocknen in der Kammer noch osmotisch vor, die andere verwendete nur die Trockenkammer. Beim Trocknen trat ein erheblicher Verlust an Anthocyanen von ca. 40 % auf. Die osmotische Vorbehandlung mit Hitzebehandlung bewirkte einen noch größeren Verlust von Anthocyanen als die osmotische Behandlung ohne Erhitzung. Bei den gefrorenen Beeren ließ sich keinerlei Verlust an Anthocyanen feststellen. Die antioxidative Aktivität der Anthocyanproben aller Beeren wies keinerlei Unterschiede auf. Eindeutig klar ist, dass frische und einzeln schockgefrorene Beeren den geringsten Verlust an antioxidativen Inhaltsstoffen haben, während hocherhitzte, verkochte und gepresste Beeren erhebliche Verluste aufweisen. In den Resten der Verarbeitung, in den Samen und besonders in den Schalen verbleibt ein großer Teil von Anthocyanen. Diese anthocyanhaltigen Reste werden oft zu anderen Produkten, besonders in der Chemie und Pharmazie weiterverarbeitet.

Zusammenfassung

Bei den Inhaltsstoffen von Früchten wird zwischen den für den Ernährungswert wichtigen, den sogenannten primären Inhaltsstoffen wie Proteinen, Vitaminen, Mineralstoffen, Spurenelementen, und den sekundären Inhaltsstoffen unterschieden. Sekundäre Pflanzenstoffe befinden sich vor allem in den äußersten Blättern und in der Schale von Gemüse und Früchten. Sie dienen der Pflanze zum Schutz vor Umweltstressfaktoren, vor Krankheiten und Feinden. Außerdem geben sie der Frucht oder Blüte die charakteristische Farbe und ihr Aroma, die wiederum Insekten und andere Tiere anlocken, die zur Vermehrung der Pflanze als Bestäuber oder Samenverbreiter beitragen. Sekundäre Pflanzenstoffe spielen bei der Gesunderhaltung des menschlichen Organismus eine entscheidende Rolle.

An primären Inhaltsstoffen enthalten Blaubeeren vor allem die Vitamine A, E und C und die Mineralstoffe Mangan, Eisen und Zink. Bei den Zuckern sind die Zuckeralkohole Xylit und Sorbit vorherrschend.

Von den sekundären Pflanzenstoffen der Blaubeeren sind neben bestimmten Gerbstoffen und Säuren vor allem die besonderen Farbstoffe für die menschliche Gesundheit von Bedeutung. Das sind die zu den Flavonoiden gehörenden Anthocyane, die die tiefblaue bis purpurschwarzblaue Färbung der Beeren bewirken.

Anthocyane wirken nachweislich in hohem Maße antioxidativ, das heißt, sie verringern signifikant die negativen Auswirkungen von Sauerstoffreaktionen im Organismus. Viele der vor allem in den westlichen Industrienationen am häufigsten vorkommenden Krankheitsbilder wie Alterungsprozesse, Erkrankungen von Herz und Kreislauf, Krebs, Entzündungsprozesse etc. werden vielfach auf Sauerstoffprobleme zurückgeführt. Besonders die freien Radikale oder ROS (Reactive Oxygen Species) spielen dabei eine wichtige und ambivalente Rolle.

Einerseits schützen freie Radikale den Körper vor Infektionen und Krankheitserregern, in pathologisch hoher Konzentration verändern oder zerstören sie aber die biologischen Strukturen. Die Folge sind Funktionsstörungen bis zur Mutation und bösartigen Entartung der Zelle. Antioxidativ wirkende Substanzen können diese Schäden verhindern, verringern, manchmal sogar rückgängig machen.

In den neunziger Jahren des vergangenen Jahrhunderts haben Wissenschaftler Methoden entwickelt, um den antioxidativen Gehalt von Lebensmitteln quantitativ zu messen. Dabei haben Blaubeeren unter allen geprüften Sorten regelmäßig höchste Werte erreicht.

Allerdings ist der antioxidative Gehalt nicht bei allen Blaubeeren gleich. Faktoren wie vor allem Art oder Sorte, aber auch Umweltbedingungen, Größe der Beeren, Lagerungs- und Transportbedingungen, Weiterverarbeitung etc. können den antioxidativen Gehalt der Beeren entscheidend beeinflussen.

Wie zahlreiche Studien vermuten lassen, haben die sekundären Inhaltsstoffe der Blaubeeren, entweder im Einklang mit der antioxidativen Wirkung oder unabhängig von ihr, noch weitere gesundheitsfördernde Eigenschaften. Eindeutige Erklärungen und Ergebnisse gibt es hierzu allerdings noch nicht. Die Forschung ist aber bemüht, weitere Erkenntnisse zu gewinnen, unter anderem, damit es gelingt, Blaubeeren mit möglichst hohem gesundheitlichem Wert auf den Markt zu bringen.
Zum Abschluss dieses Kapitels ein Zitat von Ronald Prior, dem Begründer des ORAC, der sich intensiv mit antioxidativ wirkenden Pflanzenstoffen beschäftigt hat:
»Die polyphenolen Komponenten in Blueberries können mannigfache gesundheitsfördernde Wirkungen haben, die zur Zeit noch schwer zu verstehen sind. Die potentiellen gesundheitsfördernden Wirkungen der hohen antioxidativen Kapazität und die zellschützende Funktion vor freien Radikalen scheinen klar, aber andere mögliche Wirkungen, die unabhängig von antioxidativen Wirkungen sein könnten, werfen noch offene Fragen auf. Anthocyane in Blueberries könnten potentiell gesundheitsfördernd wirken, unabhängig von oder zusätzlich zu ihren antioxidativen Wirkungen.«

Im nächsten Kapitel geht es um Nachweise für die Wirkungen von Blaubeeren auf verschiedene Krankheitsbilder. Kulturblaubeeren werden erst seit jüngerer Zeit in wissenschaftlichen Studien eingesetzt, ob als frische Frucht, Saft oder als Präparat. Obwohl sie einen deutlich geringeren Gehalt an antioxidativ wirkenden Pflanzenfarbstoffen haben als europäische Wildblaubeeren, zeigen sie ähnliche oder gleich gute Testergebnisse wie Wildblaubeeren. Das spricht für die Möglichkeit weiterer, bislang noch unerforschter Wirkungsweisen der Blaubeeren, auf die Prior oben hingewiesen hat.

V. Positive Wirkungen von Blaubeeren auf verschiedene Krankheitsbilder

Wie gesund sind Blaubeeren wirklich? Können Blaubeeren Krankheiten vorbeugen, lindern, manche sogar heilen? Ja, sie können, und davon wird gleich sehr ausführlich die Rede sein. Aber Blaubeeren sind kein Medikament. Auch wenn aus ihren Inhaltsstoffen pharmazeutische Produkte gewonnen werden, sind Blaubeeren zuerst einmal »nur« Nahrung. Aber Nahrung hat durchaus eine medizinische Bedeutung. Bereits Hippocrates vertrat die Meinung, dass Lebensmittel Arzneien seien und Arzneien Lebensmittel. Nahrung hat auf unsere Gesundheit einen ganz entscheidenden Einfluss. Wenn wir essen, wird Nahrung zu einem Teil von uns. Das Brot, das Fleisch, die Früchte, die wir kauen und schlucken, werden in wenigen Stunden Teil unseres Körpergewebes, werden zu Haut, Muskelzellen, Blutkörperchen, Gehirnsubstanz. Körper und Geist sind auf Nahrung angewiesen, um leben zu können. Geeignete Nahrung kann beide gesund erhalten, ungeeignete sie aber auch krank machen. Durch Übergewicht erworbener Diabetes 2 ist ein gutes Beispiel dafür, wie Fehlernährung dem Körper schaden kann. Fehlernährung bedeutet meistens erst einmal zu viel und dann zu schlechte Qualität. Denn nicht alles, was als Lebensmittel auf dem Markt zu kaufen ist, verdient den Namen Lebensmittel. Lebensmittel sind ganz wörtlich Mittel zum Leben. Es ist unerlässlich für die Gesunderhaltung eines jeden Menschen, die richtigen, nämlich für Körper und Geist wertvollen Nahrungsmittel zu wählen. Die europäische Behörde für Lebensmittelsicherheit (EFSA) in Parma prüft seit kurzem in einem

bisher weltweit einmaligen Prüfverfahren Lebensmittel-Fertigprodukte auf ihre gesundheitsfördernde Wirkung. Nur Produkte, die die strenge Prüfung bestanden haben, können als gesundheitsfördernd vermarktet werden. Damit wird dem Verbraucher die Wahl sehr erleichtert.
Blaubeeren sind ein natürliches, unverfälschtes Lebensmittel, das seit Jahrtausenden von den Menschen genutzt wird. Über ihre Qualitäten als Nahrungsmittel hinaus können Blaubeeren ganz erstaunliche, positive Wirkungen auf verschiedene Krankheitsbilder haben. Von diesen Krankheiten sind viele von uns betroffen. Es geht um Herz- und Kreislaufprobleme, Diabetes, Krebserkrankungen, degenerative Alterungsprozesse des Gehirns, Sehstörungen und Harnwegsinfektionen. Erkrankungen des Blutkreislaufes und der Blutgefäße, Krebs und Alterungsprozesse des Gehirns sind zu echten Volkskrankheiten geworden. An ihren Folgen sterben die meisten Menschen in unserer Gesellschaft.

Woher stammt das Wissen über die positiven Wirkungen von Blaubeeren auf verschiedene Krankheitsbilder?

Empirisches Wissen, die einfache Lebenserfahrung, hat über die Jahrhunderte in vielen Fällen gezeigt, dass es möglich ist, »nur« durch eine geeignete Ernährung dem Entstehen schwerer Erkrankungen vorzubeugen, ihren Verlauf aufzuhalten oder sogar zu heilen. Viele Wirkungen von Pflanzenstoffen, also Stoffe aus Früchten, Gemüsen, Beeren, sind seit Jahrhunderten empirisch erwiesen, das heißt, die Erfahrung hat gezeigt, dass diese Stoffe bestimmte Wirkungen auf den menschlichen Organismus haben, wie z. B., dass Hopfen und Baldrian beruhigend wirken, Koffein dagegen anregend.
Die Erfahrung zeigt, dass diese Wirkungen vorhanden sind, sie erklärt aber nicht ihre Ursachen und welche Inhaltsstoffe

für diese Wirkung verantwortlich sind. Jüngste Forschungsergebnisse haben das empirische Wissen unserer Vorfahren nicht nur bestätigt, sie haben weitere medizinische Anwendungsgebiete erschlossen, auf denen Beeren nachweislich ganz erstaunliche positive Wirkungen haben.

Natürlich werden in diesem Buch die traditionell bekannten und bewährten Anwendungsgebiete der Blaubeeren besprochen, die Betonung aber liegt auf Anwendungsgebieten, die erst in jüngster Zeit entdeckt und erforscht worden sind.

Um bekannte Wirkungen zu erklären und sie verstehen zu können, besonders aber auch um bisher unbekannte Wirkungen zu entdecken und zu prüfen, ist die Forschung aufgerufen, Studien zu unternehmen, im allgemeinen Sprachgebrauch auch Versuche oder Tests genannt. Studien sind die Grundlage jeder wissenschaftlichen Forschung. Ohne abgesicherte Studienergebnisse kann es keine Gewissheit über die gesundheitliche Wirkung von bestimmten Stoffen auf die menschliche Gesundheit geben. Nur wenn diese Wirkungen mehrfach in wissenschaftlichen Versuchen bestätigt worden sind, darf mit Recht behauptet werden, dass bestimmte Nahrungsmittel positiv für die Gesundheit seien. Deshalb unterliegen diese Studien natürlich strengen Kriterien.

Diejenigen Leser, die die Erklärung von Sinn und Ablauf der Studien nicht interessiert, können diesen Abschnitt gern überschlagen. Interessierte Leser sollen sich aber davon überzeugen können, dass es bei den gesundheitlichen Wirkungen der Blaubeeren, die in diesem Buch geschildert werden, »mit rechten Dingen zugeht«.

Im Folgenden werden ausgewählte Studien mit besonders interessanten und aussagekräftigen Ergebnissen in kursiver Schrift gedruckt sein. Der interessierte Leser mag sie lesen, andere können den Text – es sind jeweils nur eine halbe bis maximal drei Seiten – überspringen.

Studien finden in »Laborsituationen« statt. Das bedeutet, dass nicht kontrollierbare Umwelteinflüsse ausgeschlossen werden müssen, die das Ergebnis verfälschen könnten, um ein eindeutiges und gültiges Ergebnis zu bekommen.
Die erste Ebene der Testreihen sind in der Regel Laborversuche, auch in vitro genannt. Dabei werden, vereinfacht gesagt, Substanzen im Reagenzglas mit Zellen aus tierischen oder menschlichen Zellen zusammengebracht und ihre Wirkung beobachtet. Da sich Zellen aus einem lebenden Organismus im Reagenzglas oft anders verhalten als innerhalb des Organismus, kann man von In-vitro-Versuchen nicht unmittelbar auf eine Wirkung auf den lebenden Menschen schließen. Sie sind aber der erste Schritt, mit dem man eine Substanz, hier also die Inhaltsstoffe von Blaubeeren, prüft. Ergeben die In-vitro-Tests schlüssige Ergebnisse, gehen die Forscher meist zur zweiten Stufe vor, das sind in der Regel Tierversuche.
Aus ethischer Sicht sind Tierversuche bedenklich, und ihre Berechtigung wird zu Recht diskutiert. In-vitro-Studien, bei denen Substanzen und ihre Reaktionen im Reagenzglas geprüft werden, und klinische Studien mit menschlichen Freiwilligen sind vom moralischen Standpunkt aus in jedem Fall Tierversuchen vorzuziehen.
Das gilt besonders für das Testen von Produkten, die nicht direkt der Gesundheit dienen, wie z. B. kosmetische Artikel. Inzwischen gibt es auch seitens der Europäischen Union Bestrebungen, weniger Tierversuche zuzulassen. Aber weder die medizinische noch die chemische oder pharmazeutische Forschung wird in absehbarer Zeit freiwillig auf In-vivo-Studien verzichten wollen. Jeder, der Medikamente einnimmt, sollte sich bewusst sein, dass die meisten pharmazeutischen Wirkstoffe irgendwann an Tieren getestet worden sind und dass die Entwicklung neuer Medikamente in vielen Fällen

Tierversuche mit einschließt. Viele Erkenntnisse über besonders ungewöhnliche Wirkungen von Blaubeeren, besonders diejenigen, die sich mit Verhaltensweisen, körperlichen Fähigkeiten und Lernprozessen beschäftigen, sind im Tierversuch erzielt worden. Trotz aller Vorbehalte und Bedenken können diese Studien deshalb in diesem Kapitel nicht unerwähnt bleiben.

Eines ist allerdings klar: Gewissheit über die Wirksamkeit einer Substanz auf die menschliche Gesundheit können nur Tests mit menschlichen Versuchspersonen geben. Dennoch führen auch In-vitro- und In-vivo-Tests zu bemerkenswerten und aussagekräftigen Erkenntnissen. Sie bilden auch die Ausgangsbasis für Testreihen an menschlichen Freiwilligen. Klinische Tests werden meist erst dann unternommen, wenn In-vitro- und In-vivo-Studien verlässliche Hinweise für die Wirksamkeit einer bestimmten Substanz gegeben haben.

In manchen Fällen sind klinische Tests sehr zeitaufwendig. Bei Forschungen über Alterungsprozesse im Gehirn von Säugetieren mit kurzer Lebenserwartung – im Allgemeinen Ratten – können Tests über einen Zeitraum von wenigen Monaten zuverlässige Daten liefern. Bei menschlichen Testpersonen erstreckten sich die Untersuchungen über Jahre, manchmal sogar Jahrzehnte. Da die Ergebnisse der Tests mit Ratten ermutigend verlaufen sind, sind inzwischen aber auch Langzeittests mit menschlichen Testpersonen unternommen worden; allererste positive Ergebnisse liegen vor.

Welche Art von Test – in vitro, in vivo oder klinisch – in einem bestimmten Fall gewählt wird, hängt sehr oft von der Art der Krankheit ab und der Möglichkeit, eine Wirkung der betroffenen Substanz zu messen. Im Fall einiger Krankheiten wie Sehstörungen, Harnwegsinfektionen und Diabetes sind hauptsächlich klinische Tests mit menschlichen Freiwilligen unternommen worden. Beim Studium der Alterungsprozesse

im Gehirn haben Experimente mit Ratten und Mäusen hochinteressante Ergebnisse gezeigt. Im Fall von Krebserkrankungen waren sowohl In-vitro- wie In-vivo-Tests relevant.
Auch wenn In-vitro-Tests, also Labortests, im Allgemeinen sehr nützliche und zuverlässige Informationen geben, raten einige Forscher zur Vorsicht bei der Auswertung der Daten, denn Zellen außerhalb des Körpers können sich manchmal ganz anders verhalten als Zellen innerhalb eines lebenden Organismus. Man kann also sagen, dass in vitro erzielte Ergebnisse zwar sehr ernst zu nehmen sind, sich aber erst einmal im klinischen Versuch bestätigen müssen, um letztendlich als relevant gelten zu können.
Neben der Art der Tests sind auch die Methoden, die die Forscher anwenden, für die Auswertung der Ergebnisse von großer Bedeutung. Auch wenn das Thema Methoden relativ trocken klingt, so ist es doch unerlässlich, die unterschiedlichen Vorgehensweisen bei wissenschaftlichen Studien zu erwähnen, damit die Zuverlässigkeit ihrer Ergebnisse beurteilt werden kann.

Trocken, aber wichtig: Methoden

Im Fall von klinischen Tests z.B. mit Freiwilligen werden Methoden wie blind, doppelt blind oder placebokontrolliert angewendet, um verlässliche Daten erhalten zu können. Blind bedeutet, dass entweder der Versuchsleiter oder die Testperson nicht weiß, welche Substanz angewendet wird. Im Fall einer doppelt blinden Studie weiß weder der Versuchsleiter noch die Testperson, welche Substanz verwendet wird. Damit soll die Unbefangenheit der Teilnehmer gewährleistet werden. Das bedeutet, dass die Teilnehmer an der Studie die Ergebnisse der Kontroll- oder Wirksamkeitstests nicht erfahren.

Eine Studie ist dann placebokontrolliert, wenn einer Kontrollgruppe anstatt der zu prüfenden Substanz eine harmlose und wirkungslose Substanz gegeben wird, ein sogenanntes Placebo.

Im Fall von Tierversuchen sollte immer eine Kontrollgruppe teilnehmen, die keine Blaubeeren bzw. keinen Blaubeerextrakt bekommt. Informationen über das Alter und den Gesundheitszustand der Versuchstiere oder Versuchspersonen sind ebenfalls von maßgeblicher Bedeutung.
Zusätzlich zu den Testpersonen oder Tieren, Methoden und Vorgehensweisen ist ein weiteres wichtiges Kriterium die Art der verabreichten Substanz. Werden z.B. frische Blaubeeren oder Konzentrate verwendet? Handelt es sich um wilde Blaubeeren – wie die europäische Wildblaubeere (Vaccinium myrtillus) oder die Lowbush Blueberry (Vaccinium angustifolium) oder um eine Kultursorte? Wenn Kulturblaubeeren verwendet werden, sollte die Sorte erwähnt werden.
Andere Gesichtspunkte von Interesse sind die Bedingungen, unter denen die Blaubeeren gewachsen und gereift sind, also geographische Lage, Klima und Bodenbeschaffenheit. Ob sie vor oder nach der Ernte behandelt worden sind und wenn, mit welchen Mitteln. Die Dauer der Lagerung und/oder des Transports vor dem Verbrauch sind ebenfalls von Bedeutung.
Ein weiteres Kriterium ist die Dosierung. Welche Menge von Blaubeeren oder welche Dosis von Blaubeerextrakt ist nötig, um eine Wirkung zu erzielen? Welche Dosierung für den menschlichen Verbrauch entspricht derjenigen, die in Tierversuchen gegeben wurde? Wurde eine signifikante Wirkung beobachtet, und wenn ja, wie lange hielt sie an? Wie oft und über welchen Zeitraum muss die Substanz verabreicht werden, damit die Wirkung anhält?

Soweit die Vorgehensweisen und Methoden betroffen sind, ist die Mehrheit der hier verwerteten Studien gesichert. Was die verabreichten Substanzen angeht, gibt es im Allgemeinen wenig Differenzierung. In fast allen Studien wurden keine frischen Früchte, sondern Konzentrate in Pulver- oder Tablettenform verwendet, oft pharmazeutische Produkte wie Myrtocyan oder Difrarel 100, oder, bei Tierversuchen, auch Pellets. Da in Studien die wirksame Substanz und das Placebo sich äußerlich möglichst nicht unterscheiden sollten, ist es sinnvoll, statt frischer Beeren ein pharmazeutisches Blaubeerprodukt zu verabreichen.
Die meisten Produkte wurden aus europäischen Wildblaubeeren (Vaccinium myrtillus) hergestellt. Manche Studien verwenden nur bestimmte, in Blaubeeren enthaltene Substanzen wie verschiedene Anthocyane, z. B. Cyanin oder Anthocyanglykoside. Besonders bei In-vitro-Versuchen ist das der Fall.
Die Dosierung und die Dauer der Anwendung auf die beobachtete Wirkung werden in den meisten Studien festgehalten. Vergleiche zwischen den Wirkungen verschiedener Blaubeerarten und -sorten sind selten. Die hier erwähnten Studien geben meist keine Informationen über Ort oder Methode des Anbaus an. Obgleich die in den Versuchen verwendeten unterschiedlichen Blaubeerarten und -sorten vergleichbare positive Wirkungen hatten, wären weitergehende Forschungen auf diesem Gebiet sehr zu begrüßen.

Wissenschaftliche Vergleiche zwischen den Wirkungen frischer Früchte und Konzentraten und zwischen verschiedenen Sorten, Anpflanzungsgebieten, Bodenbeschaffenheit, Behandlung vor und nach der Ernte etc. könnten in Zukunft bei dem Versuch hilfreich sein, möglichst gesundheitsfördernde Blaubeeren anzubauen.

Seit der Antike ist die Blaubeere als Lebensmittel und Heilmittel bekannt. Die Geschichte der medizinischen Forschung über die Wirkungen der Blaubeere ist vergleichsweise noch sehr jung. Der gesundheitliche Wert der Blaubeere ist per se unbestritten, bei einigen Krankheitsbildern ist ihre Wirkung sogar eindeutig erwiesen. Bei anderen ist sie noch längst nicht vollständig erforscht. Deshalb wird die Erforschung des gesundheitlichen Wertes der Blaubeere auch in Zukunft weitergehen. Besonders klinische Studien mit freiwilligen Testpersonen sollen und werden vermehrt stattfinden.

1. Krankheitsbilder, auf die Blaubeeren nachweislich heilend wirken können

Wenn eine Heilwirkung als empirisch erwiesen gilt und darüber hinaus von der wissenschaftlichen Forschung mehrfach bestätigt worden ist, kann man von einer nachweislichen Wirkung sprechen.
Hier geht es nun um Krankheitsbilder, auf die Blaubeeren nachweislich heilend wirken können.

Harnwegsinfektionen

- **Blaubeeren können das Anhaften von Bakterien an die Schleimhäute verhindern.**
- **Blaubeeren können Harnwegsinfektionen heilen.**

Die Harnwege und die Blase sind für Infektionen besonders anfällig. Vor allem Frauen leiden häufig unter immer wiederkehrenden Infektionen mit ihren unangenehmen Begleiterscheinungen. Harnwegsinfektionen sollten nicht bagatellisiert werden. Schäden an den Nieren könnten die Folge sein.

Ursachen und Symptome von Harnwegsinfektionen

Harnwegsinfektionen werden meist durch Bakterien verursacht, die von außen in den Harnleiter eindringen. In den meisten Fällen handelt es sich dabei um Kolibakterien. Oft ist auch eine Unterkühlung des Unterleibes die Ursache, die das Eindringen von Bakterien in den Harnleiter erleichtert. Von Harnwegsinfektionen und Blasenentzündungen *(Zystitis)* sind besonders Frauen betroffen, weil ihr Harnleiter wesentlich kürzer ist als der des Mannes.

Die Symptome sind meist häufiger Harndrang. Das Wasserlassen ist oft von brennendem Schmerz begleitet, meist ohne dass dabei eine größere Menge Urin ausgeschieden werden kann. Auch trüber Urin und Blut im Urin können ein Zeichen einer Harnwegsinfektion sein.

Nachgewiesen werden kann eine Harnwegsinfektion durch eine Urinuntersuchung. Die Therapie besteht meistens im Einnehmen eines antibiotisch wirkenden Medikamentes. Auch das Trinken von großen Mengen Flüssigkeit, wobei Bakterien ausgeschwemmt werden, wird häufig empfohlen. Ursachen von Harnwegsinfektionen können außer Bakterien auch Anomalien des Harnleiters und der Blase sein. Harnwegsinfektionen können auch als Folge chirurgischer Eingriffe an Blase und Harnleiter auftreten.

Wirkungen von Blaubeer-, Preiselbeer- und Cranberrysaft auf Harnwegsinfektionen

Preiselbeer-, Cranberry- und Blaubeersaft sind erprobte Heilmittel bei Infekten der Harnwege und haben sich in der klinischen Praxis seit Jahrzehnten bewährt. Der Grund dafür war allerdings lange Zeit nicht bekannt. Jahrelang hatte man fälschlich angenommen, dass die Säure der Säfte im Urin ein saures Klima schaffe und so die Vermehrung der Bakterien verhindern könnte. Tatsächlich hat sich in Untersuchungen in den letzten 20 Jahren gezeigt, dass sehr wahrscheinlich die Proanthocyane, die in Preiselbeeren, Cranberries und Blaubeeren enthalten sind, die Bakterien daran hindern, sich an den Zellwänden der Harnwege und der Blase anzulagern.

Untersuchungen von Ofek et al. bestätigten, dass Preiselbeer-, Cranberry- und Blaubeersaft das Anbinden der Bakterien an die Innenwand des Harnleiters und der Blase wirkungsvoll verhindern. Die Wirkstoffe verhinderten sowohl die Resistenz gegen Antibiotika als auch das Anbinden von Bakterien an die Zellen des Harnwegsystems und vermeiden so auch die Vermehrung der Bakterien und damit eine Infektion. Die Wirkung von 240 ml Cranberrysaft hält im menschlichen Urin ungefähr zehn Stunden lang an.

Die Anthocyane in Cranberries und sehr wahrscheinlich auch in Blaubeeren haben eine andere chemische Struktur als die Anthocyane, die beispielsweise in Trauben enthalten sind. Dies könnte eine Erklärung für die positive Wirkung dieser Beeren bei Harnwegsinfektionen sein.

Über die heilende Wirkung von Cranberry- und Preiselbeersaft gibt es einige Studien, über die von Blaubeersaft erstaunlicherweise nur sehr wenige. Vielleicht sind die empirischen Daten allein ja schon überzeugend genug. Denn die klinische

Wirkung bei Infekten der Harnwege kann als eine der gesichertsten Heilwirkungen der Blaubeere überhaupt gelten. Namhafte Urologen sagen aus, dass Blaubeersaft wie auch Preiselbeer- und Cranberrysaft in der täglichen Praxis erfolgreich gegen Harnwegsinfekte eingesetzt werden. Insbesondere verzeichnen sie Erfolge bei komplizierten Zuständen, z. B. bei Patienten mit Ersatzblasen. Die klinische Effizienz sei verblüffend gut.

Anwendungen

Bei der Neigung zu Harnwegsinfektionen sowie bei akuten Entzündungen der Blase oder der Harnwege empfiehlt es sich, reichlich Blaubeersaft oder auch Cranberry- oder Preiselbeersaft – nahe Verwandte der Blaubeere – zu trinken. Saft aus wilden Blaubeeren ist oft sehr dickflüssig und sollte deshalb mit Wasser verdünnt werden. Auch der reichliche Verzehr frischer Blaubeeren ist hilfreich. Bei Harnwegsinfektionen sollten mehrere Liter Flüssigkeit täglich getrunken werden. Wenn diese Flüssigkeit zu einem großen Teil aus Blaubeersaft oder Preiselbeer- oder Cranberrysaft besteht, können Sie Infektionen vermeiden, und Sie haben eine sehr gute Chance, eine akute, leichte bis mittelschwere Infektion ohne die Anwendung von Antibiotika oder anderen Medikamenten ausheilen zu können. Wenn eine Behandlung mit einem Antibiotikum unvermeidlich ist, können Sie den Saft als begleitende und unterstützende Therapie anwenden.

- **Blaubeeren verbessern die Sehkraft bei Dämmerung und Nacht.**
- **Blaubeeren fördern die Hell-dunkel-Anpassung.**
- **Blaubeeren wirken einer Ermüdung der Augen entgegen.**

Das Auge ist eines der wichtigsten Sinnesorgane des Menschen. Menschen sind vor allem »Augentiere«, die Augen dienen mehr als Geruchs- und Tastsinn, sogar öfter als das Gehör zur Orientierung, zum blitzschnellen Erfassen und Erkennen einer Situation, einer Gefahr. Unser Körperbau und unsere Sinnesorgane – also auch die Augen – haben sich seit den Zeiten, da wir Sammler und Jäger waren – also seit rund einer Million Jahren –, nicht verändert.
Unsere Lebensumstände indessen haben sich in nur knapp 100 Jahren dramatisch geändert. Erfindungen wie das Auto, die Nutzung der Elektrizität, Fernsehen, Radio, Computer beeinflussen unser Leben in entscheidender Weise. Wir sind nicht mehr auf das natürliche Tageslicht angewiesen. Wir machen die Nacht zum Tage, wir bewegen uns in virtuellen Welten. Weder in der Arbeitswelt noch im Privatleben können oder wollen wir auf die Vorteile der technischen Entwicklung verzichten. Aber unser Körper ist noch der archaische des Urmenschen. Unsere Augen, besonders geschaffen für die Wahrnehmung und Orientierung bei natürlichen Lichtverhältnissen, sind täglich Extremsituationen ausgesetzt: Autofahren bei Dunkelheit, der rasche Wechsel von Dunkel zu grellem Scheinwerferlicht, der zur Blendung führt, stellt für die Augenleistung eine besonders hohe Belastung dar. Stundenlanges Arbeiten am Computer oder Fernsehen, besonders bei künstlichem Licht, bringen unsere Augen oft an die Grenzen ihrer Belastbarkeit. Starke Ermüdung und somit nachlas-

sende Sehkraft sind die Folgen. Sie führen zur unmittelbaren Gefährdung im Straßenverkehr und können den Augen dauerhaft schaden.

Seitdem Nachtpiloten der Royal Air Force im Zweiten Weltkrieg berichteten, dass sie nach dem Genuss von Blaubeeren oder Blaubeermarmelade auf ihren Nachtflügen besser sehen konnten und weniger visuelle Ermüdungserscheinungen zeigten, ist kaum eine Eigenschaft der Blaubeere so populär wie die, dass sie die Sehkraft, besonders die Nachtsichtigkeit, stärke.

Um die positive Wirkung der Blaubeeren auf die Sehkraft, vor allem bei der Nachtsichtigkeit und der Hell-dunkel-Anpassung zu überprüfen, von der die Piloten im Zweiten Weltkrieg berichteten, wurden in den sechziger Jahren des 20. Jahrhunderts vor allem in Italien und Frankreich zahlreiche Versuche unternommen.
Die Studien, die in den sechziger Jahren zu diesem Thema erstellt wurden, sind fast ausschließlich klinische Studien, also Tests mit menschlichen Freiwilligen, und deshalb besonders aussagekräftig. Die Versuchspersonen absolvierten dabei spezielle Tests und/oder beantworteten Fragen zu ihrem subjektiven Empfinden.

Studienbeschreibung
Die meisten dieser Versuche sind placebokontrolliert, das heißt, es gab eine Experimentalgruppe, die Blaubeerprodukte bekam, und eine Kontrollgruppe, der ein gleich aussehendes Placebo verabreicht wurde, viele Studien waren doppelt blind. Die Studien unterschieden sich in den Versuchsanordnungen, den verabreichten Präparaten und der verabreichten Dosis sowie im individuellen Sehvermögen der Versuchspersonen. In

einigen Studien wurden normalsichtige, gesunde Personen getestet, in anderen Personen mit Sehstörungen, in einigen beide gemeinsam.

Einige Studien testeten Berufsgruppen wie Piloten, Kampfflieger, Hubschrauberpiloten und Lastwagenfahrer, die häufig beruflich mit Beeinträchtigungen der Sicht bei Dunkelheit und schlechtem Licht, Hell-dunkel-Kontrasten sowie mit visueller Ermüdung konfrontiert werden.

Die Versuche liefen in der Regel so ab, dass die Experimentalgruppe Blaubeerprodukte bekam, die Kontrollgruppe ein Placebo. Um eine mögliche Verbesserung der Sehkraft zu messen, wurden die Testpersonen z. B. nach dem Aufenthalt in einer Dunkelkammer grellem Licht ausgesetzt und umgekehrt nach hellem Licht in eine Dunkelkammer gebracht. Die Zeit, die sie brauchten, um nach diesem Hell-dunkel-Kontrast ihr genaues Sehvermögen wiederzugewinnen, wurde erst vor, dann nach dem Konsum von Blaubeeren bzw. eines Blaubeerprodukts gemessen. In anderen Studien berichteten Fahrer und Piloten von ihren Erfahrungen beim Fahren oder Fliegen. Sie berichteten von Einschränkungen des Sehvermögens oder verbessertem Sehvermögen, einmal ohne vorher Blaubeeren verzehrt zu haben und dann, nachdem sie ein Blaubeerpräparat oder ein Placebo eingenommen hatten. In vielen Tests wurden vor und nach der Einnahme der Präparate in bestimmten Abständen die Werte der Netzhaut (Retina) gemessen.

Die Wirkstoffe der Blaubeere wurden in der Regel in Tablettenform verabreicht, meist die in Apotheken erhältlichen Präparate Difrarel 100, auch Myrtocyan, Pyrpranol oder C116C, alle hergestellt aus europäischen Wildblaubeeren. Eine wichti-

ge Rolle für die Ergebnisse spielt dabei die Dosierung der Blaubeerprodukte. Verabreichte Dosierungen waren z. B. einmal täglich 500 mg, dreimal täglich 160 mg oder sechsmal täglich 100 mg Anthocyane in einem der genannten Blaubeerpräparate. Meistens nahmen die Testpersonen das Produkt über einen längeren Zeitraum, Wochen oder Monate, hinweg. In einer Studie, die allerdings ohne signifikantes Ergebnis blieb, auch nur 12 mg oder 24 mg zweimal täglich über vier Tage.

Ergebnisse
Fast alle der frühen Studien aus den sechziger und siebziger Jahren des vergangenen Jahrhunderts berichten von Verbesserungen der Sehkraft nach dem Konsum eines Blaubeerpräparates. Die gemessenen Werte der Gruppen, die Blaubeerprodukte bekommen hatten, und auch die subjektive Wahrnehmung der eigenen Sehkraft waren signifikant besser als die der Kontrollgruppen. Diejenigen Personen, die vorher schon ausgezeichnet gesehen hatten, zeigten nach Einnahme eines Blaubeerpräparates kaum eine Verbesserung ihrer Sehkraft, die mit mittelmäßiger und schlechter Sehkraft hingegen zeigten eine signifikante Verbesserung. Das liegt offenkundig daran, dass die optimale Sehkraft junger Menschen mit gesunden Augen nur wenig zu verbessern ist. So ist es auch erklärlich, dass Folgestudien, die Anfang des 21. Jahrhunderts hauptsächlich in Großbritannien und Israel unternommen wurden, von keinen signifikanten Verbesserungen berichten: Die Versuchspersonen waren jung, gesund und verfügten über ein gutes Sehvermögen. Außerdem war in diesen Studien die verabreichte Dosis sehr niedrig und der Zeitraum der Einnahme kurz.
Waren gut sehende Testpersonen allerdings visuell ermüdet, berichteten sie von einer deutlichen Verbesserung ihres Sehvermögens nach dem Verzehr eines Blaubeerprodukts.

Piloten, die ein Blaubeerprodukt eingenommen hatten, empfanden subjektiv weniger visuelle Ermüdung, obwohl sie nach der Einnahme mehr als vier Stunden geflogen waren. Das ist lange genug, um beim Piloten eine allgemeine und besonders eine visuelle Ermüdung hervorzurufen. Die Placebogruppe berichtete hierbei von keinen Verbesserungen.

Studien, die vor wenigen Jahren unter methodisch nochmals überprüften und präzisierten Testbedingungen unternommen wurden, bestätigen die frühen, positiven Ergebnisse. Testpersonen, die reichlich Blaubeersaft – hergestellt aus Kulturblaubeeren (!) – tranken, konnten ihr Sehvermögen signifikant verbessern, besonders in Situationen, in denen Dunkelheit mit grellem Licht abwechselt, wie z. B. beim Autofahren bei Nacht.

Zusammenfassung

Die Mehrheit der dargestellten Studien kommt also zu dem Ergebnis, dass Blaubeerextrakt oder Saft, bzw. die in ihm enthaltenen Anthocyane, eine positive Wirkung auf die Nachtsichtigkeit und die Hell-dunkel-Anpassung sowie ein verbessertes Sehen bei blendendem Licht haben.
Es hat sich bei der Auswertung der zahlreichen Studien gezeigt, dass die wichtigen Kriterien bei den Testpersonen Alter und individuelle Sehkraft sind, bei der Versuchsanordnung die Dosierung der Präparate und die Dauer der Einnahme. Es ist plausibel, dass Blaubeeren bei jungen, gesunden Personen, die ausgezeichnet sehen, weniger Wirkung zeigen als bei Personen, die älter sind und/oder unter Sehstörungen leiden, denn optimales Sehvermögen kann nur wenig verbessert werden.
Personen, die unter Problemen bei der Dunkelanpassung und

der Nachtsichtigkeit litten, konnten hingegen nach der Einnahme von Anthocyanen durchweg eine Verbesserung feststellen. Im Stadium visueller Ermüdung zeigten auch gesunde Personen mit gutem Sehvermögen eine Besserung nach der Einnahme von Anthocyanen. Hochdosiert hatten die Anthocyane in der Regel auch eine viel stärkere Wirkung.

Von Bedeutung ist auch die Dauer der Einnahme. Die meisten Studien kommen zu dem Ergebnis, dass die Wirkung von Anthocyanen auf das Dämmerungs- und Nachtsehen schnell eintritt, aber nur kurze Zeit anhält. Um die gewünschte Verbesserung des Sehens bei Dunkelheit und bei abruptem Wechsel von Hell zu Dunkel oder umgekehrt dauerhaft zu erreichen, müssten Blaubeeren bzw. ein Blaubeerpräparat also regelmäßig und in relativ hoher Dosierung eingenommen werden.

Zur Nachtsichtigkeit und zum Hell-dunkel-Sehen kann also folgende Aussage gelten:

- Junge, gesunde, visuell ausgeruhte Personen mit gutem Sehvermögen zeigen bei geringer Dosis und kurzer Einnahmedauer nach dem Konsum von Blaubeeren keine Verbesserung ihrer Nachtsichtigkeit und ihres Hell-dunkel-Sehens.
  Sind die gleichen Versuchspersonen aber visuell ermüdet, zeigen sie nach dem Konsum von Blaubeeren eine deutliche Verbesserung ihres Sehvermögens.
- Versuchspersonen, die älter sind und/oder von Natur aus schlechter sehen, zeigen bei hoher Dosierung und längerer Einnahmezeit eine signifikante Verbesserung ihres Sehvermögens.

Wie können Blaubeeren das Sehvermögen, besonders bei Dunkelheit und Hell-dunkel-Kontrasten verbessern?

Anthocyane bewirken eine schnelle Regeneration von *Rhodopsin* und *Retinol*. Rhodopsin wird wegen seiner roten Farbe auch Sehpurpur genannt. Rhodopsin bildet den Sehfarbstoff in der Netzhaut (Retina) der Augen von Menschen und Wirbeltieren. Retinol ist gleichbedeutend mit Vitamin A.
Neuere In-vitro-Studien zeigen, dass Anthocyane und andere Flavonoide direkt mit Rhodopsin interagieren und die Funktion des Sehpigments optimal einstellen. Pflanzenfarbstoffe können eine Vielzahl von Zellen der Netzhaut gegen oxidativen Stress schützen. Oxidativer Stress kann dazu führen, dass Zellen absterben (Apoptose). Die Netzhaut hat die höchste Stoffwechselfunktion von allen körpereigenen Geweben und ist durch oxidativen Stress besonders verletzbar. Deshalb sind die zellschützenden Eigenschaften von Pflanzenfarbstoffen für das Auge besonders wertvoll.
Sehr wahrscheinlich sind die unterstützende Wirkung auf Rhodopsin und Retinol und die schützenden Eigenschaften vor oxidativem Stress und Zelltod die Hauptursachen für den positiven Einfluss von Blaubeeren auf die Dämmerungs- und Nachtsichtigkeit.

Anwendungen

Die erwähnten Tests haben gezeigt, dass Blaubeeren in hoher Dosierung eine positive Wirkung auf das Sehen bei Nacht und Dämmerung und das Sehen bei Hell-dunkel-Kontrasten haben. Diese Wirkung ist ganz besonders für Autofahrer wichtig und alle, die sich bei Dämmerung und Nacht auf den Straßen bewegen. Präparate wie Difrarel 100, das vor allem Anthocyane aus europäischen Wildblaubeeren enthält und

das aufgrund der Erfahrungen der Piloten im Zweiten Weltkrieg entwickelt worden ist, sind besonders geeignet. Das Präparat ist rezeptfrei in Apotheken erhältlich.
Die Wirkung tritt relativ schnell ein, zwischen einer und fünf Stunden. Die in Difrarel enthaltenen Anthocyane fördern die Erneuerung von Rhodopsin (Augenpurpur) und aktivieren die Lichtempfindlichkeit im Auge. Außerdem schützen Anthocyane die inneren Gefäßwände (siehe auch Kapitel Gefäße) und schützen so die feinen Blutgefäße im Inneren des Auges.
Die empfohlene Dosierung sind drei bis vier Dragees am Tag, ein Dragee enthält ca. 100 mg Anthocyane. Sie können beliebig lange eingenommen werden. Unerwünschte Nebenwirkungen der Blaubeerpräparate konnten auch bei einer sehr hohen Dosierung und längerer Einnahmezeit in keiner der Studien festgestellt werden.
Natürlich ist es möglich und sogar empfehlenswert, Anthocyane statt in Blaubeerpräparaten in Form von frischen Blaubeeren zu sich zu nehmen. Europäische Wildblaubeeren enthalten pro 100 g ca. 300 bis 700 mg Anthocyane. Kulturblaubeeren je nach Sorte und anderen Kriterien wie Dauer der Lagerung, Transport etc. pro 100 g ca. 150 bis 500 mg. 100 g Wildblaubeeren oder 200 bis 250 g Kulturblaubeeren entsprechen also der empfohlenen täglichen Dosis.
Auch Blaubeersaft hat positive Wirkungen auf die Sehkraft, der jeweilige Anthocyangehalt variiert allerdings bei unterschiedlichen Produkten.

Die positiven Wirkungen von Blaubeeren auf das Sehen bei Dämmerung und Nacht, auf Hell-dunkel-Kontraste und besonders auf die Ermüdung der Augen gelten als zweifelsfrei nachgewiesen. Bei weiteren Sehstörungen wie Kurzsichtigkeit und Grauem Star ist eine positive Wirkung teilweise in klinischen Tests nachgewiesen und alles in allem hoch wahrscheinlich. Deshalb werden hier auch diese beiden Krankheitsbilder kurz erwähnt:

Kurzsichtigkeit (Myopie)

Unzählige Menschen sind kurzsichtig. Sie brauchen eine Sehhilfe, weil sie in die Ferne nur ungenau sehen können. Kurzsichtigkeit ist eine genetisch bedingte Anomalie des Augapfels. Die betroffenen Personen sehen in kurzer Distanz gut und scharf, auf die Entfernung aber unscharf, daher der Begriff Kurzsichtigkeit. Kurzsichtigkeit soll auch durch Näharbeiten oder Lesen bei schlechten Lichtverhältnissen erworben bzw. verstärkt werden können. Überbeanspruchung der Augen kann Kurzsichtigkeit jedenfalls in manchen Fällen verstärken. Kurzsichtigkeit kann in sehr unterschiedlichen Stärken auftreten, die in Dioptrien gemessen werden.

Es gibt verschiedene Arten von Kurzsichtigkeit. *Myopia simplex*, die sogenannte Schulmyopie, kann bereits bei Kindern im Alter von zehn bis zwölf Jahren auftreten und schreitet ungefähr bis zum 20. Lebensjahr fort, überschreitet aber selten fünf Dioptrien. *Progressive Myopie* (fortschreitende Kurzsichtigkeit) stabilisiert sich um das 30. Lebensjahr und kann bis zu zwölf Dioptrien führen. *Myopia maligna* (bösartige Myopie) schreitet unaufhaltsam fort und führt zu Aderrissen und Netzhautablösung. Kurzsichtigkeit bedeutet generell ein erhöhtes Risiko für andere Erkrankungen des Auges und sollte regelmäßig ärztlich kontrolliert werden.
Kurzsichtigkeit kann operiert werden, z. B. mit Laserstrahlen, sonst gibt es außer Brille, Kontaktlinsen oder Kunstlinsen, wie sie z. B. bei Patienten, die an Grauem Star leiden, eingesetzt werden, keine wirksame Therapie. Ebenso wenig

scheint es eine wirksame Vorbeugung (Prophylaxe) zu geben.

Um die Wirkung von Anthocyanen auf kurzsichtige Personen zu erforschen, wurden in den neunziger Jahren des vergangenen Jahrhunderts besonders in Italien einige klinische Studien mit freiwilligen Testpersonen unternommen.
Es handelt sich in der Regel um Langzeitstudien an bis auf die Kurzsichtigkeit gesunden Testpersonen mittleren Alters, die sich über mehrere Monate erstreckten.
In einer Studie wurden Patienten getestet, die an fortschreitender Kurzsichtigkeit *(progressiver Myopie)* litten, verminderte Sehschärfe und Veränderungen des Augenhintergrundes aufwiesen. Normalerweise schreitet progressive Myopie in ca. 15 Monaten um 0,53 Dioptrien fort. Patienten, die während dieser Monate Difrarel E verabreicht bekamen, ein Produkt aus Blaubeer-Anthocyanen, das mit Vitamin E angereichert ist, wiesen hingegen eine stabile oder verbesserte Sehschärfe und eine Stabilisierung des Augenhintergrundes auf.

Weitere Langzeitstudien mit Testpersonen mittleren Alters, die entweder normalsichtig waren oder/und unter Kurzsichtigkeit in unterschiedlichen Graden litten, berichten nach mehreren Monaten täglichen hochdosierten Konsums an Blaubeerpräparaten von einer deutlichen Verbesserung ihrer Sehkraft und vor allem von einer Verbesserung der die Kurzsichtigkeit begleitenden Erscheinungen. Das sind vor allem schlechtes Sehen bei Dämmerung und Nacht, eine schwache Lichtempfindlichkeit der Netzhaut (Retina) und Einschränkungen im Gesichtsfeld. Die Verbesserung der Sehkraft blieb über die ganze Zeit der Langzeitstudien stabil.
Die Autoren der Studien meinen, dass die Ursache für diese Wirkung des verabreichten Blaubeerproduktes auf eine er-

höhte Lichtempfindlichkeit der Retina zurückzuführen ist. In diesem Zusammenhang wird wahrscheinlich eine größere Anzahl von *Photorezeptoren* aktiviert, oder es findet eine erhöhte Produktion von Augenpurpur (Rhodopsin) statt. Als Photorezeptoren bezeichnet man die spezialisierten, lichtempfindlichen Sinneszellen eines Auges. Ähnlich wie bei der Nachtsichtigkeit und beim Hell-dunkel-Sehen sind die Wirkungen umso augenfälliger, je schwerer die Kurzsichtigkeit der Augen ist. Testpersonen mit geringer Kurzsichtigkeit stellten auch wenig Besserung fest.

Bemerkenswert bei diesen Studien ist, dass es keine einheitlichen Schlüsse über die empfohlene Höhe der Dosis der verabreichten Blaubeerextrakte gibt. Sie lag bei den einzelnen Studien zwischen 150 mg bis 160 mg täglich und 360 mg bis 620 mg täglich. Eine Dosis von einmal täglich 150 mg Anthocyanen in Blaubeerextrakt hatte eine ähnlich starke Wirkung wie eine von zweimal täglich 320 mg. Hier wäre die Kontrolle durch eine Placebogruppe vielleicht aufschlussreich gewesen.

Blaubeeren können Kurzsichtigkeit natürlich nicht beheben, aber sie können immerhin Begleiterscheinungen wie besonders die Ermüdung der Augen mildern. Die hier angesprochenen Studien sind möglicherweise methodisch nicht ganz gesichert, deshalb können die Wirkungen von Blaubeeren bei Kurzsichtigkeit nicht als eindeutig erwiesen gelten. Was für eine Verbesserung der die Myopie verschlechternden Begleiterscheinungen spricht, ist, dass die meisten der im Abschnitt zuvor erwähnten gesicherten Studien zum Nacht- und Dämmerungssehen zu ähnlich positiven Ergebnissen kommen.

Grauer Star (Katarakt)

Der Graue Star gehört zu den häufigsten Augenerkrankungen älterer Menschen und ist die Hauptursache von Erblindungen. Viele Millionen Menschen leiden an Grauem Star in unterschiedlicher Ausprägung, und Millionen Menschen erblinden aufgrund dieser Krankheit. Der Graue Star ist in den meisten Fällen operierbar. Über die Möglichkeit vorbeugender Maßnahmen ist bisher wenig bekannt.
Die Ursache des Grauen Stars wird vielfach in Schäden durch freie Radikale gesehen. Die Wirkungen von Antioxidantien sind deshalb gerade für diese Krankheitsbilder besonders aufschlussreich. Bei der Nachtsichtigkeit, der Hell-dunkel-Anpassung und der Kurzsichtigkeit konnten zahlreiche Forschungen einen positiven Einfluss der antioxidativ wirkenden Inhaltsstoffe der Blaubeere bestätigen. Es scheint also durchaus möglich, dass die Wirkstoffe der Blaubeere auch beim Grauen Star vorbeugend oder lindernd wirken könnten.

So zeigte eine klinische Studie, bei der Blaubeerextrakt in einer Dosis von 180 mg zweimal am Tag zusammen mit Vitamin E verabreicht wurde, eine verzögerte Bildung des Grauen Stars bei 48 von 50 Patienten mit Altersstar. Das ist eine sehr hohe Prozentzahl. Leider ist nicht ersichtlich, über welchen Zeitraum der Blaubeerextrakt eingenommen wurde.

Zu diesem Thema existieren auch mehrere Tierversuche. Sie konnten unter anderem nachweisen, dass eine an Anthocyanen reiche Nahrung, wie eben besonders Blaubeeren, die Entwicklung von Grauem Star bei Ratten verzögern kann.

Studienbeschreibung

Ein russisches Forscherteam verwendete als Versuchstiere sogenannte OXYS-Ratten, die genetisch bedingt vorzeitig altern, bereits mit zwei Monaten Veränderungen an den Linsen aufweisen und mit sechs Monaten 100 % des Krankheitsbildes eines Grauen Stars (Katarakts) entwickeln.

In dieser Studie wurden Mirtilene Forte, andere Blaubeerextrakte und Vitamin E verwendet.

Die Kontrollgruppe vorzeitig alternder OXYS-Ratten mit frühem Alterskatarakt und Degeneration des Sehzentrums, die Gruppe also, die keine Blaubeerpräparate erhielt, wies nach einer dreimonatigen Testphase zu 70 % Katarakte und eine Degeneration des Sehzentrums auf. Bei der Gruppe, die Blaubeerpräparate bekam, konnten keinerlei Schäden an der Linse und der Netzhaut festgestellt werden. Krankhafte Veränderungen, die bei OXYS-Ratten normalerweise bereits im Alter von zwei Monaten auftreten, konnten also durch eine Zusatznahrung aus Blaubeeren komplett verhindert werden.

Die Ergebnisse sind eindeutig. Drei Monate sind für Ratten, deren natürliche Lebenserwartung 24 Monate beträgt, eine lange Zeit. Zusammen mit dem Ergebnis der oben erwähnten klinischen Studie lassen die Ergebnisse als Folgerung zu, dass eine Langzeitbehandlung mit Blaubeeren bei der Vorbeugung (Prävention) von Grauem Star und einer Degeneration des Sehzentrums mit hoher Wahrscheinlichkeit wirksam ist. Weitere Tierversuche bestätigen diese Ergebnisse.

Nach den vorliegenden Versuchen, einem klinischen und einigen Tierversuchen, spricht sehr vieles dafür, dass Blaubeeren bzw. Blaubeerextrakte auch bei Menschen vorbeugend gegen die Bildung von Grauem Star wirken, die Starbildung in einigen Fällen sogar aufhalten können. Auch hier wären selbstverständlich weitere klinische Studien zur Bestätigung dieser Wirkung sehr erwünscht.

Diabetes

- **Blaubeeren können den Blutzuckerspiegel senken.**
- **Blaubeeren schützen vor den Begleiterscheinungen und Folgeerkrankungen des Diabetes.**

Fünf Millionen Menschen in Deutschland leiden an Diabetes mellitus, von griechisch »diabetes«: Durchfluss und lateinisch »mellitus«: honigsüß. Beide Wörter beschreiben die Hauptsymptome: hoher Zuckergehalt des Urins und starker Harndrang. Diabetes mellitus kann sowohl durch erbliche Veranlagung als auch durch äußere Faktoren ausgelöst werden wie z.B. Übergewicht, falsche Ernährung und Bewegungsmangel. Die Dunkelziffer der noch unerkannten Fälle wird auf 40 bis 50 % geschätzt. Nach diesen Statistiken wäre fast jeder zehnte Deutsche betroffen. Während früher fast nur ältere Personen erkrankten, sind es heute mehr und mehr auch junge Menschen.

Diabetes ist eine Erkrankung des Stoffwechsels, die durch einen erhöhten Blutzuckerspiegel gekennzeichnet ist. Der Verdauungsapparat verarbeitet die Kohlenhydrate in der Nahrung, z.B. Zucker, Brot, Mehl, Nudeln, Reis und verschiedene Getreideprodukte, zu Glukose, die über die Blutbahn im Körper verteilt wird. Der Körper, seine Organe und Zellen, besonders die Muskulatur und das Gehirn, brauchen Glukose zu ihrer Energieversorgung. Damit aber die Glukose in die Zellen des Körpers gelangen kann, ist Insulin nötig. Insulin ist ein Hormon, das in den sogenannten Langerhansschen Inseln der Bauchspeicheldrüse erzeugt wird. Es bewirkt die Öffnung der Zellwände, damit die Glukose in die Zellen gelangen kann. Kann die Bauchspeicheldrüse nicht ausreichend oder überhaupt kein Insulin erzeugen, kann die Glukose nicht in die Zellen eindringen; sie bleibt im Blut und wird dann vermehrt über die Nieren mit dem Urin ausgeschwemmt. Dem Körper geht Energie verloren.

Man unterscheidet zwischen zwei Haupttypen des Diabetes:

Diabetes Typ 1

Diabetes 1 wird zu den Autoimmunerkrankungen gezählt: Das körpereigene Immunsystem zerstört die insulinbildenden Zellen, der Körper kann kein Insulin mehr produzieren. Patienten, die an Diabetes 1 leiden, müssen sich Insulin injizieren. Diabetes 1 tritt meistens schon im Kindesalter auf. Die Ursachen einer solchen Erkrankung sind noch nicht restlos erforscht. Es kann sich um eine genetische Veranlagung handeln, aber auch Virusinfektionen wie z. B. Röteln oder Mumps können für eine Erkrankung verantwortlich sein.

Diabetes Typ 2 oder »Altersdiabetes«

Diabetes Typ 2 wird auch Altersdiabetes genannt. Über 90 % aller Diabetiker leiden an Diabetes Typ 2. Dabei produziert die Bauchspeicheldrüse, bzw. die Langerhansschen Inseln, genügend Insulin, die Zellen des Muskel- und Fettgewebes können das Insulin aber nur unzureichend aufnehmen. Reagiert der Körper nicht oder nur schwach auf sein eigenes Insulin, spricht man von einer *Insulinresistenz.* Der Körper versucht, dieser Resistenz durch eine erhöhte Insulinproduktion entgegenzuwirken, der Blutzuckergehalt des Blutes bleibt so anfangs noch normal. Bei einem längeren Krankheitsverlauf

kann die Bauchspeicheldrüse aber durch diese ständige Überproduktion irgendwann »erschöpft« sein und kann dann nicht mehr ausreichend Insulin produzieren.
Wenn die Insulinproduktion der Bauchspeicheldrüse zu sehr nachlässt, sind auch Patienten mit Diabetes 2 auf Insulininjektionen angewiesen. Da in den ersten Jahren oft keinerlei Symptome auftreten, verläuft die Krankheit oft schleichend und wird vielfach spät erkannt. Diabetes 2 oder Altersdiabetes ist zu einer echten Volkskrankheit geworden, in manchen Veröffentlichungen ist sogar von einer Pandemie die Rede.
Von Diabetes 2 Betroffene sollten vor allem ihre Ernährung und ihre Lebensweise umstellen. Die Essgewohnheiten in den großen Industrienationen haben sich verändert. Breite Schichten der Bevölkerung ernähren sich – aus Zeitersparnis, Bequemlichkeit oder Gewohnheit – vielfach mit industriell hergestellten Fertigprodukten, die meist reichlich Geschmacksverstärker wie Fett und Zucker enthalten. Zu fette und zu süße Nahrungsmittel führen, regelmäßig genossen, zu Übergewichtigkeit, eine der Grundursachen für Diabetes 2. Auch stark zuckerhaltige Getränke wie Limonaden und Cola-Getränke fördern, wenn sie in größeren Mengen zu sich genommen werden, das Vorkommen von Diabetes 2. Eine weitere Ursache ist Bewegungsmangel.

Typische Symptome

Der Körper versucht, den erhöhten Zuckeranteil im Blut durch den Urin auszustoßen. Die Folge ist starker Harndrang und als Folge ungewöhnlich starker Durst. Durch die mangelnde Energieversorgung des Körpers treten Müdigkeit, Erschöpfung und Schwäche auf.

Begleit- und Folgeerkrankungen des Diabetes

Die Glukose, die bei Diabetikern von den Zellen nicht aufgenommen werden kann, erhöht den Blutzuckerspiegel. Ein dauerhaft zu hoher Blutzuckerspiegel »verschmutzt« die Gefäße und führt zu gefährlichen Schäden an Gefäßwänden und Nervenzellen. Verengte und damit auch brüchige und durchlässige Gefäßwände sind ein Hauptproblem der Diabetiker. Verengte Gefäße können zu gravierenden Herz-Kreislauf-Problemen führen. Rund 80 % aller Diabetiker sollen an Herz-Kreislauf-Erkrankungen sterben.

Hauptsächliche Folgeerkrankungen des Diabetes sind:

- Schädigung der Nervenbahnen *(Neuropathie)*
- Schädigung der großen und kleinen Blutgefäße *(Angiopathie)*

Aus den Schäden an den Gefäßen entstehen wiederum Folgekrankheiten wie:

- Erkrankungen der Netzhaut *(Retinopathie)*, die leichte bis schwere Sehstörungen bis zur völligen Blindheit zur Folge haben können
- Nierenversagen *(Nephropathie)*
- Erkrankungen der Leber, vor allem bei Übergewicht
- der *»diabetische Fuß«:* Ursachen des *»diabetischen Fußes«* sind Durchblutungsstörungen, eine Folge geschädigter Gefäße. Das Schmerzempfinden ist stark verringert, und die geringsten Anlässe können zu Wunden führen, die oft nicht spontan abheilen. In schlecht heilenden Wunden können sich Keime festsetzen, es kann zu einer Blutvergiftung (Sepsis) kommen. Es besteht die Gefahr einer Amputation einzelner Zehen oder des ganzen Fußes.

Die Wirkungen von Blaubeeren auf Diabetes

Bei Diabeteserkrankungen werden Blaubeeren traditionell blutzuckersenkende Wirkungen zugeschrieben, und zwar sowohl den Blättern als auch den Früchten.

Blätter

Extrakte und Tees aus den Blättern der Blaubeere haben eine lange Tradition in der Volksmedizin. Schon die Creek-Indianer nutzten das Laub der Blaubeere zur Behandlung von Diabetikern und erzielten damit gute Erfolge.
In den neunziger Jahren wurden vor allem in Italien einige Studien zu diesem Thema unternommen. Die Ergebnisse lassen darauf schließen, dass Blaubeerblätter sowohl eine blutzuckersenkende als auch eine triglyceridsenkende Wirkung haben. Bei Menschen sind keine Nebenwirkungen bekannt. Im Tierversuch erwiesen sich die Blattextrakte allerdings bei extrem hoher Dosis im Langzeitkonsum als toxisch.
Einige Autoren führen die Senkung des Blutzuckerspiegels vor allem auf das in den Blättern enthaltene Myrtillin B und den hohen Gehalt an Chrom zurück. Sie berichten von einer ungefähr zehnprozentigen Senkung des Blutzuckerspiegels. Damit wäre die Droge aus Blaubeerblättern zwar kein Haupttherapeutikum, aber ein interessantes Begleitpräparat.

Beeren

Auch die Früchte der Blaubeere wirken blutzuckersenkend. In welchem Ausmaß sie das tun, ist aber noch nicht eindeutig bekannt.
Die in den Beeren enthaltenen Stoffe und Mineralien Myrtillin B und Chrom, außerdem Mangan, Zink, Sorbit und Xylit 2 haben Einfluss auf den Blutzuckerspiegel. Vor allem Chrom ist mit neun Teilen/Million stark in den Beeren vertreten. In-

wieweit dieser hohe Anteil an Chrom auf den Mechanismus des Diabetes wirkt, ist allerdings noch nicht eingehend erforscht.
An Diabetes erkrankte Blaubeerpflücker haben berichtet, dass sie sich während der Erntezeit, da sie regelmäßig große Mengen an Blaubeeren – Kulturblaubeeren unterschiedlicher Sorten – zu sich nahmen, wesentlich weniger oder gar kein Insulin mehr injizieren mussten.
Leider existieren zu diesem Phänomen bisher keine Studien. Aber es scheint so zu sein, dass das Anthocyan Myrtillin die aktivste blutzuckersenkende Komponente in Blaubeeren ist. Als Injektion verabreicht wirkt Myrtillin etwas schwächer als Insulin, aber es ist auch weniger toxisch, sogar bei einer fünfzigfach erhöhten Dosis von 1 g pro Tag. Es ist bemerkenswert, dass eine einzige Dosis über mehrere Wochen hin positiv wirken kann.
Blaubeeren können den Blutzuckerspiegel senken, die wichtigste Heilwirkung der in den Beeren enthaltenen Anthocyane auf dem Gebiet des Diabetes ist aber ihre Fähigkeit, Folgeerkrankungen des Diabetes vorzubeugen oder ihre Auswirkungen zu lindern, z. B. die Verdickung der Gefäße und die darauffolgende Brüchigkeit der Gefäßwände.
Die gefäßstärkende Wirkung der Blaubeeren kann besonders den Verlauf der *diabetischen Retinopathie* positiv beeinflussen. Extrakte aus Blaubeer-Anthocyanen werden deshalb vielfach zur Vorbeugung und Behandlung der diabetischen Retinopathie eingesetzt.
Retinopathie ist eine Erkrankung der Retina, der Netzhaut des Auges. An den verengten Kapillargefäßen können sich kleine Aussackungen bilden, die man *Mikroaneurysmen* nennt. Ihre Zahl ist ein Indikator für das Fortschreiten einer Retinopathie. An den Mikroaneurysmen können leicht Blutungen auftreten. Auch Flüssigkeit, Fette und Eiweiße drin-

gen aus den brüchigen Gefäßen in die Netzhaut und können dort Ödeme (Wassereinlagerungen) verursachen. Wenn die *Makula,* der Bereich des schärfsten Sehens, nicht betroffen ist, verursacht die Retinopathie in diesem Stadium meist keine Beschwerden. Dieses Stadium wird *nicht-proliferative Retinopathie* genannt.
In einem fortgeschrittenen Stadium, der *proliferativen Retinopathie,* versucht die Netzhaut, die Unterversorgung mit Sauerstoff auszugleichen, indem sie neue Gefäße bildet. Diesen Gefäßneubildungen – *Proliferationen* – fehlen jedoch die äußeren Zellen – *Perizyten* –, weswegen sie äußerst brüchig sind und leicht platzen. Wenn die Gefäßneubildungen in den Glaskörper des Auges wachsen, kann es zu Blutungen im Glaskörper kommen und eine plötzliche Sehverschlechterung auftreten. Die Gefäßwucherungen können auch zu Netzhautablösungen und Grünem Star führen. Die proliferative Retinopathie hat meist eine dauerhafte Verschlechterung des Sehvermögens zur Folge. Wird auch die Makula (Zentrum des Sehens) betroffen – dieses Stadium nennt sich *diabetische Makulapathie* –, sterben durch die schlechte Blutversorgung und Wassereinlagerungen die Sehzellen an der für das Sehvermögen wichtigsten Stelle ab. Eine völlige Erblindung kann die Folge sein.

Es folgt nun eine Reihe klinischer Versuche mit den Wirkstoffen der Blaubeere auf Begleiterkrankungen bei Diabetikern. Es handelt sich um klinische Studien mit menschlichen Freiwilligen, meist sogenannte Langzeitstudien, die über mehrere Monate bis zu drei Jahren verliefen. Eine Studie dauerte nur einen Monat lang.

Studienbeschreibung

Verbesserungen an Kapillargefäßen und Mikroaneurysmen:
Ein klinischer Versuch berichtet von positiven Ergebnissen bei Diabetikern, die an einer noch leichten Form von Diabetes 2 litten. Sie bekamen täglich 500 bis 600 mg Anthocyane aus der europäischen Wildblaubeere über einen Zeitraum von acht bis 33 Monaten. Verbesserungen in den Kapillargefäßen und an den Mikroaneurysmen wurden bei vielen, aber nicht bei allen Patienten gefunden. Die Forscher empfehlen eine Dosis von 500 mg täglich in zwei Portionen über einen Zeitraum von mindestens mehreren Monaten. Sporadische Dosen über einen kurzen Zeitraum halten sie für nicht effektiv.

Diabetische Retinopathie:
Myrtocyan ist der Grundstoff unterschiedlicher pharmazeutischer Präparate. Myrtocyan ist ein Extrakt aus Anthocyanen aus der europäischen Wildblaubeere. Mit Myrtocyan sind in den sechziger Jahren des vorherigen Jahrhunderts klinische Versuche an Patienten mit diabetischer Retinopathie unternommen worden.
Die potenzielle Wirkung von Myrtocyan bei der Behandlung einer diabetischen Retinopathie wurde an Patienten erprobt, die an Diabetes mellitus und einer nicht-proliferativen Retinopathie litten, sich also in einem noch nicht sehr weit fortgeschrittenen Stadium der Krankheit befanden. Die Patienten erhielten 480 mg Myrtocyan pro Tag über einen Zeitraum von 180 Tagen. Fundoskopien, Spiegelungen des Augenhintergrundes, wurden vor, während und nach der Behandlung durchgeführt. Myrtocyan bewirkte eine klare Besserung der Retinopathie mit einer deutlichen Reduktion oder sogar dem gänzlichen Verschwinden der Blutungen in der Retina.

Hoher Blutdruck als Ursache der Retinopathie:
In einer weiteren doppelt blinden und placebokontrollierten Studie erforschte das Team, ob Anthocyane bei diabetischer Retinopathie, die von hohem Blutdruck hervorgerufen wird, Verbesserungen erzielen können.
Versuchspersonen waren 40 Patienten beider Geschlechter mit diabetischer oder hypertonischer Retinopathie. Einige unter ihnen litten unter fortgeschrittenen oder irreversiblen Veränderungen der Netzhaut (Retina), andere unter schweren Stoffwechselstörungen, unkontrolliertem Diabetes, schweren Leberveränderungen, und wieder andere unter schwerem arteriellem Bluthochdruck oder bösartigem (malignem) Bluthochdruck. 87 % der Testpersonen hatten Diabetes mellitus und 13 % arteriellen Bluthochdruck, manche beides.
Die Testpersonen wurden in zwei Gruppen geteilt, eine Experimentalgruppe und eine Placebogruppe. Die Experimentalgruppe bekam über einen Monat zweimal täglich eine Kapsel Tegens. Tegens ist ein italienisches Präparat aus der europäischen Wildblaubeere, hier wurde es in der Dosierung von 160 mg verabreicht, die Testpersonen bekamen also 320 mg Anthocyane am Tag.
Vor und nach der Behandlung wurden eine Ophthalmoskopie, das ist eine Spiegelung des Augenhintergrundes, und eine Angiographie, eine spezielle Röntgenuntersuchung für Gefäße, durchgeführt.
Die medizinischen Untersuchungen am Ende der Studie ergaben, dass 8 % der Testpersonen, die Anthocyane bekommen hatten, eine erhebliche Verbesserung aufwiesen, 69 % eine Verbesserung und 23 % keinerlei Veränderungen zeigten.
Die Autoren kommen zu dem Schluss, dass Anthocyane aus der europäischen Wildblaubeere eine wirksame pharmazeutische Behandlung für Patienten mit diabetischer Retinopathie und Bluthochdruck darstellen.

Bemerkenswert ist bei dieser Studie, dass, obwohl gegenüber der vorher genannten Studie die Dosis niedriger (320 statt 480 mg/Tag) und der Zeitraum der Behandlung (30 Tage statt 180 Tage) erheblich kürzer war, eine signifikante Besserung bei 77 bis 90 % der Patienten beobachtet wurde. Das lässt darauf schließen, dass die Inhaltsstoffe der Blaubeere bereits nach relativ kurzer Einnahmedauer ihre positiven Wirkungen zeigen.

Durchlässigkeit der Gefäße bei diabetischer Retinopathie:
Weitere, ähnliche, doppelt blinde und placebokontrollierte Studien erzielten ebenfalls positive Ergebnisse. Eine von ihnen untersuchte die Rolle von Anthocyanen auf die Durchlässigkeit der Gefäße bei diabetischer Retinopathie. Getestet wurden 40 Patienten mit Retinopathie in der relativen Anfangsphase, bei der die sogenannten harten Exsudate, das sind bei Diabetes häufig auftretende Ablagerungen in der Netzhaut, die aus Fett und Eiweiß bestehen und zusätzlich die Sehfunktionen einschränken, das Zentrum des Sehens aber noch nicht betreffen. Die Studie erstreckte sich über einen Zeitraum von zwölf Monaten.
50 % derjenigen Patienten, die Anthocyane eingenommen hatten, zeigten eine Verbesserung. Der Zustand von 30 % der Patienten, die keine Anthocyane bekommen hatten, war stabil geblieben, bei denen, die Anthocyane bekommen hatten, waren es 45 %.
Die Ergebnisse der Patienten, die zwölf Monate lang Anthocyane eingenommen hatten, waren signifikant besser als die der Kontrollgruppe. Aus Sicht der Autoren können Anthocyane eine wirksame therapeutische Wirkung auf die krankhaften Veränderungen der Gefäße bei Personen mit Diabetes haben.

Bei einer In-vivo-Studie von 2009 wurde diabetischen Mäusen Blaubeersaft ins Trinkwasser gegeben. Der Zusatz konnte

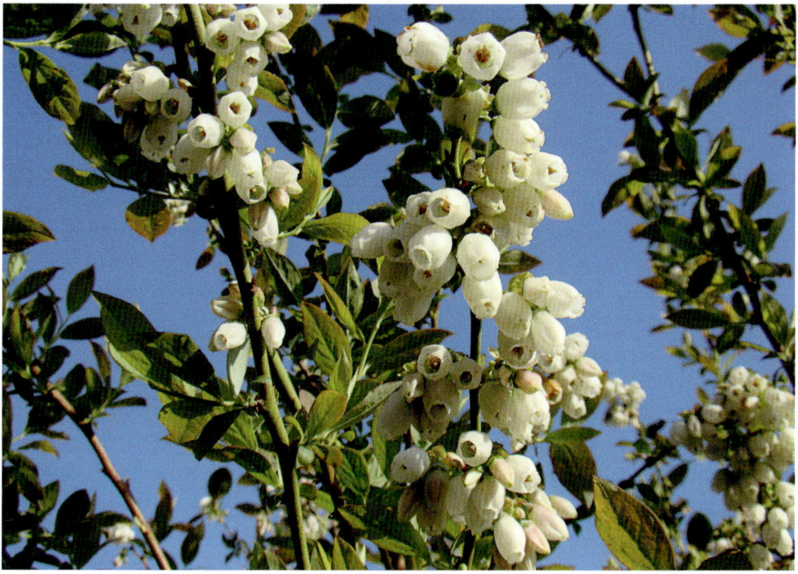

Abb. 1: Blüten der Blaubeersorte Star

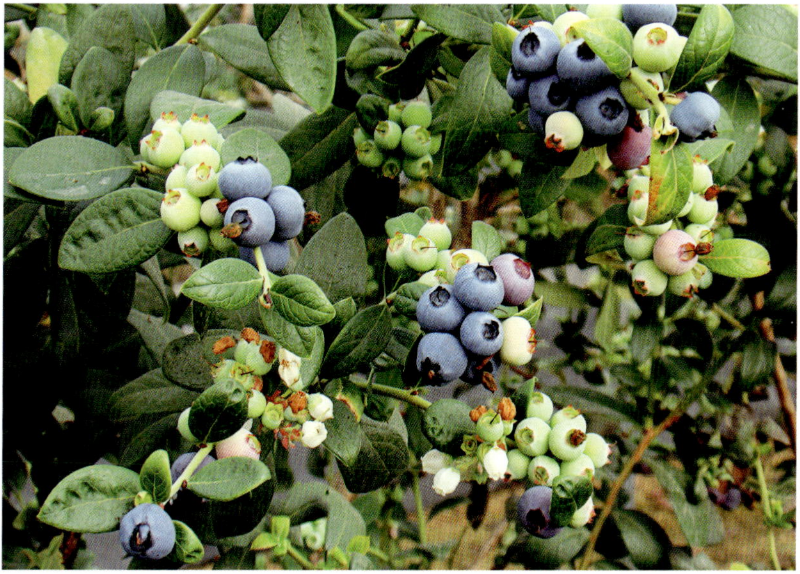

Abb. 2: Die unterschiedlichen Reifegrade der Sorte Romero

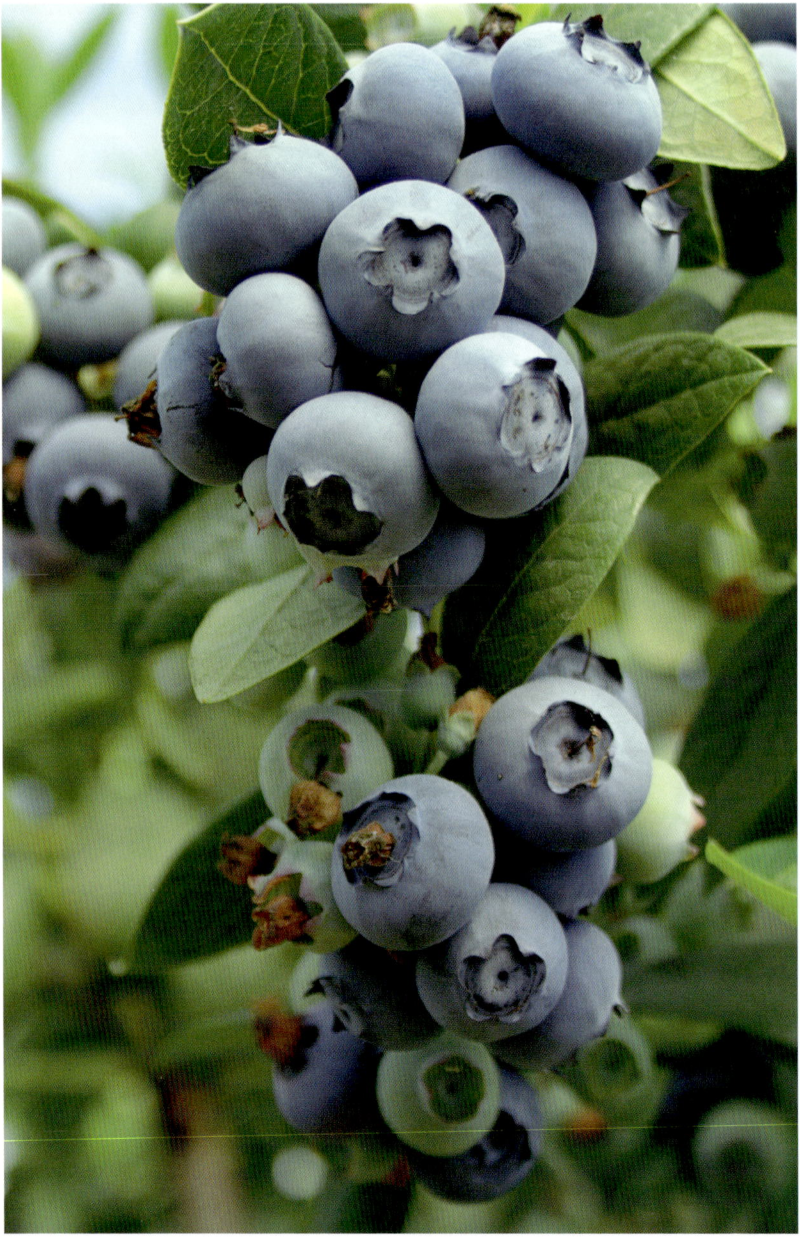

Abb. 3: Früchte der Sorte Star

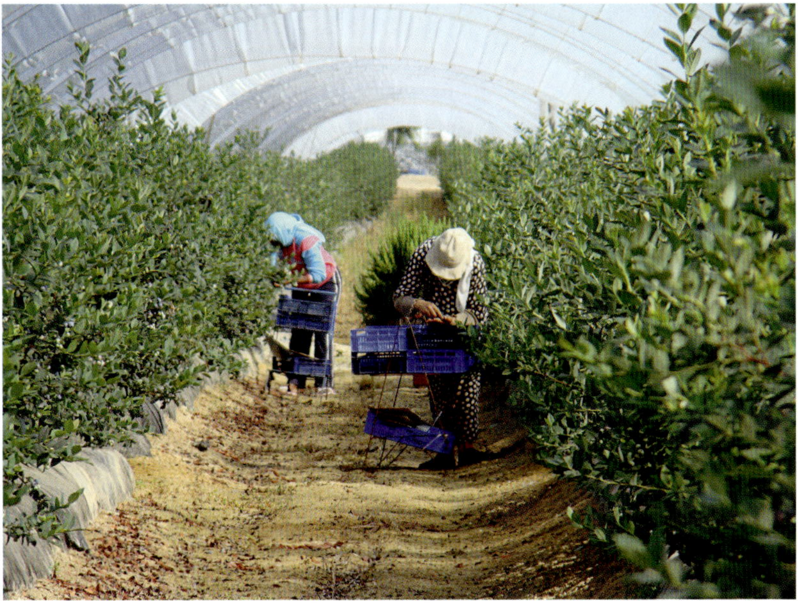

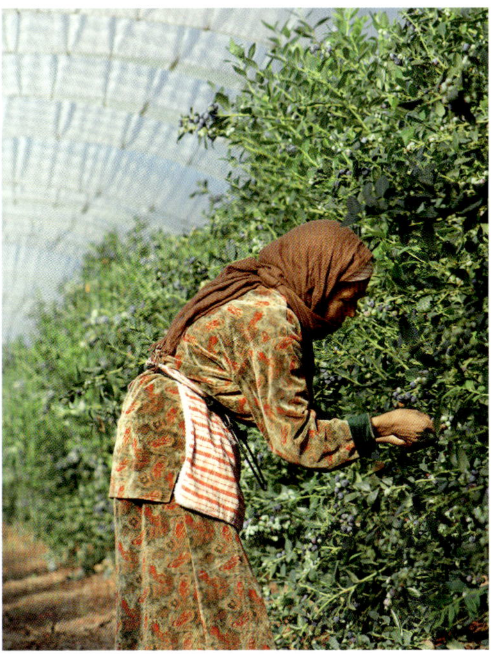

Abb. 4 und 5: Ernte von Kulturblaubeeren

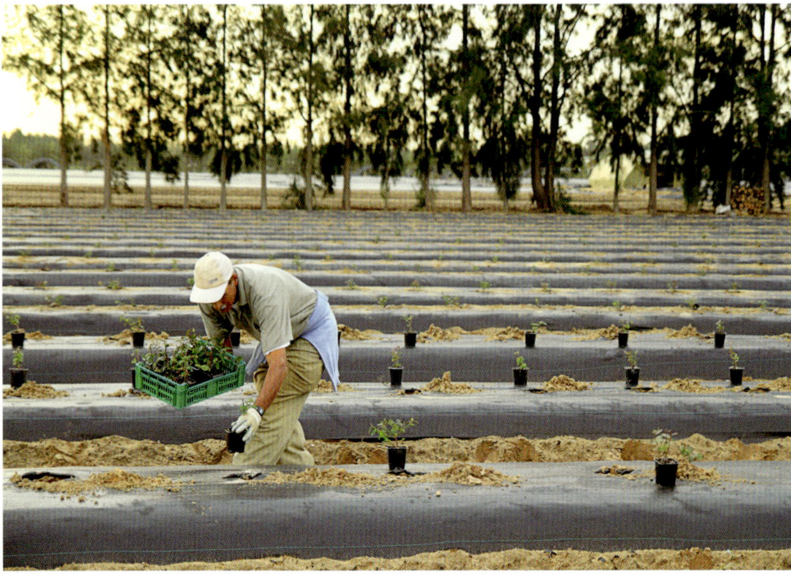

Abb. 6: Bei der Neupflanzung

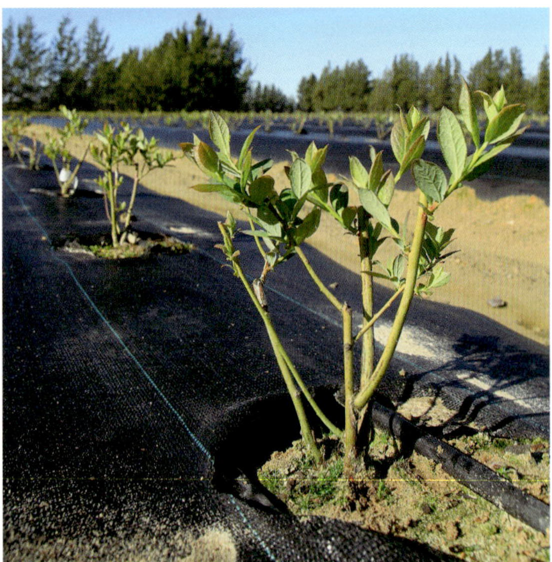

Abb. 7: Junge Blaubeerpflanze auf der Plantage

einen erhöhten Blutzuckerspiegel verhindern. Junge, noch nicht erkrankte Mäuse wurden durch Blaubeersaft vor Diabetes und Übergewichtigkeit geschützt.

Die nichtalkoholische Fettleber:
Bei vielen an Diabetes Erkrankten ist auch die Leber betroffen. Die nichtalkoholische Fettleber ist meist mit Übergewicht verbunden – und die meisten Diabetespatienten sich übergewichtig. Die Universität Turku in Finnland untersuchte kürzlich in einer Studie die Wirkungen von Beerenfrüchten auf ein Enzym, das mit der Entwicklung unterschiedlicher Lebererkrankungen in Verbindung gebracht wird. Dieses Enzym heißt ALAT. Bei Störungen der Leberfunktion wird dieses Enzym in den Blutkreislauf abgegeben und manifestiert sich bei Blutanalysen als erhöhter Wert. Dieser erhöhte Wert tritt bei der nichtalkoholischen Fettleber und bei Übergewicht auf, bei Insulinresistenz und Diabetes. Diese Lebererkrankungen ähneln alkoholbedingten Krankheiten, treten aber bei Patienten auf, die keinen oder nur moderaten Alkoholkonsum haben.
Bei der Studie handelt es sich um eine klinische Studie. Sie beansprucht, die erste Studie zu sein, die sich mit dem Zusammenhang von Beeren und den Funktionen der Leber beschäftigt. Die Testpersonen waren 31 Frauen mit einem Durchschnittsalter von 43 Jahren. Die Testpersonen wurden in zwei Gruppen aufgeteilt. Die eine Gruppe bekam täglich eine Dosis von 163 g verschiedener Beeren, unter ihnen auch Blaubeeren und Brombeeren, als eine Art Snack verabreicht. Nach 20 Wochen hatte die Gruppe von Frauen, die täglich Beeren bekam, einen um 23 % niedrigeren ALAT-Wert im Blut. Eine Dosis von ungefähr 150 g Beeren am Tag als Teil der normalen Ernährung hat also einen positiven Effekt auf die Leber. Dieses Ergebnis zeigt auch, dass verhältnismäßig kleine Änderungen

der Lebensführung wie z. B. geringe Mengen Beeren zusätzlich zur gewohnten Ernährung viel dazu beitragen können, die Entwicklung von Stoffwechselstörungen sowie ihre Spätfolgen zu mildern. Dieses Ergebnis ist für Diabetiker außerordentlich ermutigend.

Zusammenfassung

Sowohl die Blätter als auch die Früchte der Blaubeeren wirken blutzuckersenkend und können zusätzlich zu einer konventionellen Therapie angewendet werden.
Der medizinisch bedeutsamste Aspekt der Blaubeeren bei Diabetikern aber besteht in den gefäßschützenden und -stärkenden Eigenschaften der in ihnen enthaltenen Anthocyane. In manchen Studien betrug die Prozentzahl deutlicher Verbesserungen 70 bis 90 %.
Folgeerkrankungen des Diabetes wie geschädigten Gefäßen, z.B. bei der Retinopathie, kann vorgebeugt, bestehende Krankheitsbilder können erheblich gemildert, teilweise kann sogar ihr Fortschreiten aufgehalten werden. Die Wirkstoffe der Blaubeere scheinen bereits nach relativ kurzer Einnahmezeit ihre positiven Eigenschaften zu entfalten.
Geschädigte Gefäße können zu schweren Herz-Kreislauf-Erkrankungen führen, die häufig tödlich verlaufen. In dieser Hinsicht ist der Schutz der Gefäße bei Diabetikern besonders bedeutsam.

Wegen ihres hohen Gehaltes an Mineralien wie Chrom und Zink und der insulinunabhängig abbaubaren Zuckeralkohole Xylit und Sorbit sind Blaubeeren als Nahrungsmittel speziell für Diabetiker empfehlenswert.
Übergewicht ist eine Disposition für Diabetes Typ 2. Mehr als 90 % aller Diabetiker sind deutlich übergewichtig. Über-

gewicht kann auch bei Patienten, die kaum oder keinen Alkohol konsumieren, zu einer Fettleber führen. Schon geringe Mengen Beeren, speziell Blaubeeren, können sich günstig auf den Stoffwechselprozess und somit auf die Funktionen der Leber auswirken.
Schon kleine Änderungen der Lebensführung wie geringe Mengen Blaubeeren am Tag können das Krankheitsbild Diabetes also verbessern – das ist für viele Patienten sehr ermutigend. Blaubeeren sind süß und schmecken ausgezeichnet, und sie können in großen Mengen verzehrt werden, ohne Übergewicht hervorzurufen. Auch in diesem Sinn sind Blaubeeren ein ausgezeichnetes Nahrungsmittel für Diabetiker.

Anwendungen

Die in den Studien angewandten erfolgreichen Dosierungen entsprechen ca. 100 g europäischen Wildblaubeeren oder 200 bis 250 g Kulturblaubeeren.
Natürlich kann man diesen Bedarf auch mit Blaubeerpräparaten wie Difrarel 100 decken. Myrtocyan oder Tegens, die in einigen Studien verwendet werden, sind in Deutschland nicht überall erhältlich.

Im Allgemeinen kann man Diabetikern den reichlichen Genuss frischer Blaubeeren nur empfehlen. Wie vorher erwähnt, berichteten an Diabetes erkrankte Blaubeerpflücker, dass sie sich während der Ernte, da sie täglich sehr viele Blaubeeren aßen, weniger oder gar kein Insulin mehr zu spritzen brauchten. Inwieweit der individuelle Blutzuckerspiegel nach dem Konsum von Blaubeeren sinkt, muss natürlich jeder Betroffene selbst kontrollieren.

Die blutzuckersenkende Wirkung der Blätter der Wildblaubeeren kann man durch die Zubereitung verschiedener Tees nutzen.

Hier einige Tee-Rezepte:

Anti-Diabetes-Tee (nach Meyer)

40 g Blaubeerblätter
60 g Bohnenschalen

Blaubeerblätter und Bohnenschalen mischen. 2 EL davon auf 3 Tassen Wasser geben und bei kleiner Hitze auf 2 Tassen einkochen. 2–3 Minuten ziehen lassen, dann abseihen.
Zweimal täglich vor den Mahlzeiten 1 Tasse ungesüßten Tee schluckweise trinken.

Diabetiker-Tee (nach Wittich)

20 g Blaubeerblätter
20 g Brombeerblätter
20 g Brennnesselblätter
20 g Bohnenschalen
20 g Geißkleekraut

Geben Sie 4 TL der Mischung auf 2 große Tassen Wasser. Auf kleiner Flamme um ein Drittel einkochen lassen. 2–3 Minuten ziehen lassen und abseihen. Zweimal täglich vor den Mahlzeiten 1 Tasse ungesüßten Tee schluckweise trinken.

Original Blaubeerblätter-Tee

100 g Blaubeerblätter

2 gehäufte TL mit 0,25 l heißem Wasser aufgießen. Den Ausguss zugedeckt 3–4 Minuten ziehen lassen, abseihen.
Der Tee wird über den Tag verteilt ungesüßt und schluckweise getrunken.

Blaubeerblätter selbst trocknen

Frische Blaubeerblätter von Juni bis August im Wald sammeln und zum Trocknen auf Fliegengitter ausbreiten. Das Fliegengitter mit Holzscheiten oder Ziegelsteinen hochstellen, damit auch von unten Luft an die Blätter kommen kann. An einen schattigen, luftigen Platz im Freien stellen. In regelmäßigen Abständen die Blätter wenden, damit sie gleichmäßig trocknen. Man kann den Trockenvorgang auch im Ofen bei 40 °C schneller bewirken. Danach müssen die Blätter noch einige Tage an der Luft nachtrocknen, dabei immer wieder wenden, damit sie nicht schimmeln. Wenn die Blätter ganz trocken und bröselig geworden sind, in Leinensäckchen oder luftdichte Gläser füllen und an einem kühlen, luftigen und trockenen Ort aufbewahren.

- **Blaubeeren helfen bei Durchfall.**
- **Blaubeeren verhindern das Anhaften krankheitserregender Mikroben.**

Die Rolle des Verdauungsapparates für Krankheit und Gesundheit wird oft unterschätzt, obwohl der Darm im Stoffwechsel eine ebenso bedeutende Rolle spielt wie die Leber. Der Darm hat die größte Oberfläche an Immungewebe im Körper, und etwa 70 % des Immunsystems befinden sich im Darm. Der Darm hat auch den größten Anteil an Schleimhäuten und beeinflusst die Immunität der Schleimhaut in Lunge, Harnwegen und Brustdrüsen. Funktionsstörungen des Darms sind mit chronischen Entzündungsprozessen im Körper verbunden, etwa bei Morbus Crohn, einer chronischen entzündlichen Darmerkrankung, ebenso wie mit Nahrungsallergien und Darmkrebs.
Eine traditionell seit langem bekannte Heilwirkung von Blaubeeren besteht in ihrer positiven Wirkung auf den Darm.
Bisher wurden meist getrocknete Blaubeeren gegen Durchfall eingesetzt, als Tee oder Aufguss oder einfach gekaut. Dieses Mittel wirkt so sanft, dass es sogar Kleinkinder gut vertragen. Die in Blaubeeren enthaltenen Tannine (Gerbstoffe) werden für diese Wirkung verantwortlich gemacht.

Über das Thema Konzentration von Anthocyanen im menschlichen Körper ist die Forschung auf interessante Überlegungen über eine mögliche Wirkung von an Antioxidantien reicher Nahrung auf den Magen- und Darmbereich gekommen. Bisher konzentrierte sich die Aufmerksamkeit meist darauf, wie Antioxidantien durch den Verdauungsapparat *(gastrointestinalen Bereich)* in andere Teile des Körpers gelangen können. Es ist die Frage, ob nicht der Magen-Darm-Trakt selbst durch die Antioxidantien wirksam geschützt wird, also Antioxidantien das Risiko von Magenkrebs, Darmkrebs und Mast- oder Enddarmkrebs verringern können.

Da die Konzentrationen von Inhaltsstoffen der Nahrung, also auch von Anthocyanen, im Hohlraum des gesamten Verdauungsapparates weit höher sind, als sie es jemals im Blutplasma oder in anderen Körpergeweben sein können, ist eine positive Wirkung auf den Verdauungsapparat höchst wahrscheinlich. Der Darm ist ständig Mikroben und in der Nahrung enthaltenen Stoffen ausgesetzt. Die in Blaubeeren so besonders zahlreich vorkommenden Tannine (Gerbstoffe) haben Eigenschaften, die das Anhaften von krankheitserregenden (pathogenen) Zellen und Mikroben verhindern, wie z. B. Kolibakterien, Salmonellen, Listeria, Heliobacter und viele andere. Die antioxidativen Eigenschaften der Tannine können Oxidationsprozesse im Darm vermeiden und so Arteriosklerose und Herz-Kreislauf-Erkrankungen vorbeugen. Versuche in vitro mit Zellkulturen zeigen, dass Tannine bei Entzündungsprozessen, mikrobakteriellen Infektionen und Oxidationsprozessen bioaktiv sind. Beerentannine können direkt im Darm entzündungshemmend wirken. Tannine haben auch nachweislich krebshemmende Eigenschaften – sie können das Risiko von Darmerkrankungen deutlich verringern.

Anwendungen

Tee bei Durchfall

3 gehäufte EL Blaubeeren auf 0,5 l Wasser geben und etwa 10 Minuten kochen lassen, dann abseihen. Mehrmals täglich schluckweise 1 Tasse ungesüßt und möglichst warm trinken.

Durchfall-Tee aus Blaubeeren (nach Pfarrer Kneipp)

2 EL getrocknete Blaubeeren in 0,5 l kaltes Wasser geben. Etwa eine Stunde quellen lassen, dann das Wasser mit den Beeren etwa 10–15 Minuten aufkochen. Die Beeren durchseihen und den Tee über den Tag verteilt trinken.

Stopf-Tee (nach Kroeber)

15 g Blaubeerblätter
15 g getrocknete Blaubeeren
25 g Kamillenblüten
10 g Eichenrinde
10 g Tormentillwurzel

3 gehäufte TL auf 0,25 l Wasser geben. Mehrere Stunden ziehen lassen, dann abseihen.
Über den Tag verteilt bis zu 3 Tassen trinken.

2. Krankheitsbilder, bei denen eine positive Wirkung von Blaubeeren hochwahrscheinlich ist

Hier geht es um Anwendungsgebiete von Blaubeeren, die zumeist nicht traditionell bekannt und empirisch abgesichert sind. Vielmehr geht es hauptsächlich um neueste Forschungsergebnisse. Es handelt sich um die Wirkungen von Blaubeeren auf degenerative Alterungsprozesse des Gehirns – ein besonders spannendes Thema – und um die positive Wirkung von Blaubeeren auf die Blutgefäße und damit auf das Herz-

Kreislauf-System. Beides – Gehirn und Blutgefäße – hängen eng miteinander zusammen, und ihr Zustand ist maßgeblich für unsere Gesundheit. Als erwiesen gelten Wirkungen, wenn sie in langjähriger Erfahrung und/oder in klinischen Studien mit freiwilligen Testpersonen eindeutig bestätigt worden sind. Auf dem Gebiet der Gehirnforschung liegen klinische Studien vor, ihre Anzahl erreicht aber noch nicht die Zahl, die für einen eindeutigen Beweis erforderlich wäre. Dennoch: Die Wahrscheinlichkeit, dass Blaubeeren degenerative Alterungsprozesse aufhalten können, vor Krankheiten wie Demenz und Alzheimer schützen können, ist sehr, sehr hoch, aber lesen Sie selbst ...

Degenerative Alterungsprozesse des Gehirns wie Demenz und Alzheimer

Wir leben immer länger, wir werden immer älter. Die durchschnittliche Lebenserwartung steigt stetig an. Eine Ursache dafür ist vermutlich der Wohlstand, in dem wir leben. Eine optimale medizinische Versorgung, gute Lebensbedingungen, qualitativ hochwertige Ernährung lassen viel mehr Menschen als früher über 80, 90 und sogar 100 Jahre alt werden. Die meisten Menschen wollen gern ein hohes Alter erreichen, vorausgesetzt, sie bleiben gesund, körperlich wie geistig. Ein selbständiges, selbstbestimmtes Leben ist für die meisten, auch und gerade im hohen Alter, ein großer Wert.
Leider wird dieser Wunsch nicht immer erfüllt. Viele alte Menschen sind körperlich wie geistig eingeschränkt und auf Hilfe angewiesen.

Der Alterungsprozess bringt vor allem folgende Probleme mit sich:

- Das Nachlassen der Gehirnleistungen, das sich primär vor allem in Vergesslichkeit unterschiedlicher Ausprägungsgrade manifestiert.
- Im Zusammenhang mit dem Nachlassen der Gehirnleistung der Verlust räumlicher Orientierung; alte Menschen finden sich oft nicht mehr in ihrer Umgebung zurecht.
- Defizite in der körperlichen Motorik; alte Menschen gehen oft unsicher, stolpern und fallen leicht.

Alterungsprobleme sind hart für den Einzelnen, aber die Überalterung unserer Gesellschaft bringt auch für die Allgemeinheit Probleme mit sich. Viele alte Menschen kommen wegen ihrer Altersprobleme alleine nicht mehr zurecht, können sich nicht selbst versorgen. Viele werden von Angehörigen betreut, andere sind gezwungen, Einrichtungen wie Alters- und Pflegeheime in Anspruch zu nehmen. Staat und Kommunen müssen Mittel aufbringen, die an anderer Stelle fehlen.

Es scheint eine Illusion zu sein, ein Wunschtraum, dass viel mehr alte Menschen als bisher auch geistig jung sein können, von Degenerationserscheinungen verschont bleiben, nicht in allen Lebensbereichen auf die Hilfe anderer angewiesen sind. Denn bis vor einigen Jahren galten degenerative Prozesse im Gehirn, wie sie während des Alterungsprozesses und bei bestimmten Erkrankungen auftreten können, als irreversibel, als unumkehrbar. In jahrzehntelanger, intensiver wissenschaftlicher Arbeit ist es Forschern gelungen, in einer Vielzahl von Studien nachzuweisen, dass es tatsächlich »nur« durch eine geeignete Zusatznahrung, die vor allem Antioxidantien enthält, möglich ist, diesen Prozessen nicht nur vorzubeugen, sondern sie auch aufzuhalten und sogar rückgängig zu machen. Bis vor kurzem handelte es sich bei diesen Testreihen ausschließlich um In-vivo-Studien mit Nagetieren: Mäusen und Ratten.

Nagetiere sind als Versuchstiere besonders beliebt, weil Reaktionen ihres Organismus Rückschlüsse auf den des Menschen erlauben. Diese Rückschlüsse haben bisher ein hohes Maß an Gültigkeit erreicht.
Es konnte aber noch keine Gewissheit geben, dass das menschliche Gehirn auf eine an Antioxidantien reiche Zusatznahrung genauso reagiert wie das der Versuchstiere.
Inzwischen zeigen die Ergebnisse erster klinischer Studien mit freiwilligen Testpersonen, dass eine an Antioxidantien reiche Ernährung den geistigen Verfall im Alter auch bei Menschen verringern kann. Natürlich werden in den kommenden Jahren und Jahrzehnten zahlreiche weitere klinische Langzeitstudien folgen müssen, um auf breiter Ebene zuverlässige Daten über Wirkungen von Blaubeeren auf das menschliche Gehirn zu erhalten. Was bisher nur eine Wahrscheinlichkeit ist, könnte dann schon bald Gewissheit werden. Denn die ersten Ergebnisse der klinischen Testreihen sind ermutigend.
Das Schwergewicht der Forschung liegt jedoch weiterhin bei Tierversuchen mit Nagern, vor allem wegen der kurzen Lebenserwartung und des raschen Alterungsprozesses dieser Tiere.
In diesem Buch wird auf die Schilderung von Tierversuchen weitgehend verzichtet. Die Ergebnisse auf dem Gebiet der Hirnforschung sind jedoch so faszinierend, dass hier doch wenigstens die wichtigsten und grundlegenden Studien erwähnt werden müssen. Wie auch in den anderen Kapiteln werden diese Studien kursiv gedruckt – man kann sie also überspringen.

Warum lässt die Leistung des Gehirns mit fortschreitendem Alter nach?

Der biologische Prozess des Alterns bringt bei Mensch und Tier nachlassende Fähigkeiten und die Neigung (Disposition)

zu Krankheiten mit sich. Das gilt für *motorische,* den Bewegungsapparat betreffende Fähigkeiten und *kognitive,* das Denken, die Erkenntnis, das Lernen betreffende Fähigkeiten gleichermaßen.
Degenerative Krankheiten des Nervensystems wie Demenz, Alzheimer, Chorea Huntington und Parkinson treten hauptsächlich als Begleiterscheinung und Folge des Alterungsprozesses auf. Auch entzündliche Prozesse können diese Krankheiten auslösen.
In den neunziger Jahren des 20. Jahrhunderts war es noch eine Vermutung, dass oxidativer Stress die Hauptursache für Alterungsprozesse sei und dass antioxidativ wirkende Lebensmittel oxidativen Stress verringern könnten. Oxidativer Stress bedeutet ein Ungleichgewicht zwischen schädlichen freien Radikalen und schützenden freien Radikalen, wobei die schädlichen freien Radikalen überwiegen. Dieses Ungleichgewicht entsteht in der Regel dadurch, dass der Körper zu wenig Antioxidantien produzieren kann, um die schädlichen freien Radikale »in Schach zu halten«, die natürlichen, körpereigenen Abwehrmechanismen gegen oxidativen Stress verlieren im Alter an Kraft. Oxidativer Stress gilt als eine der Hauptursachen für das Nachlassen motorischer und kognitiver Fähigkeiten während des Alterungsprozesses. Das Ungleichgewicht zwischen schädlichen freien Radikalen und schützenden freien Radikalen nimmt mit dem Alter zu und kann zu Zellschädigungen führen. Das Gehirn ist von den zerstörenden Wirkungen oxidativer Schädigung besonders verletzbar.
Verletzliche, geschwächte Nervenzellen (Neuronen) fördern die Entwicklung degenerativer Erkrankungen wie der Alzheimer Krankheit oder Demenz.

Der Körper ist auf bestimmte Nahrungsstoffe angewiesen, damit er Antioxidantien bilden kann. Es gilt als gesichert, dass sich Personen, die regelmäßig viel Gemüse und Früchte zu sich nehmen, also durch ihre Ernährung den Verlust körpereigener Antioxidantien ausgleichen, weniger von altersbedingten Erkrankungen wie Alzheimer, Parkinson, allgemeiner Demenz, aber auch von Krebserkrankungen und Herz-Kreislauf-Problemen betroffen sind.

Es ist also durchaus sinnvoll, die nachlassenden Abwehrkräfte durch antioxidativ wirkende Lebensmittel zu ergänzen bzw. sie bereits in der Jugend und in den mittleren Jahren durch eine an Antioxidantien reiche Nahrung zu stärken. Stark wirksame Antioxidantien sind vor allem Vitamin C und E und verschiedene Pflanzenwirkstoffe, darunter besonders die in Blaubeeren reichlich vorkommenden Pflanzenfarbstoffe, die Anthocyane.

Die Entstehung degenerativer Krankheiten wie Alzheimer und Demenz

Die Kommunikation zwischen den Nervenzellen zur Übertragung von Lern- und Gedächtnisinhalten findet vorwiegend im *Hippocampus,* einem Teil des Gehirns, statt.

Der Hippocampus ist in jeder Hirnhemisphäre einmal vorhanden, also paarig angelegt. Er ist der Teil des Gehirns, der besonders für die Überführung von Gedächtnisinhalten aus dem Kurzzeit- in das Langzeitgedächtnis zuständig ist. Der Hippocampus ist der Teil des Gehirns, der Erinnerungen hervorbringt, während die Gedächtnisinhalte in der Großhirnrinde gespeichert werden. Bei einer Alzheimer-Erkrankung wird als eines der ersten Areale im Gehirn besonders der Hippocampus betroffen. Bei dieser Erkrankung ist die Kommunikation zwischen den Nervenzellen gestört. *Amyloide,* das sind Eiweiß-Spaltprodukte, werden im Laufe der Krankheit vermehrt im Gehirn abgelagert und vermindern die Reizübertragung zwischen den Nervenzellen, die für Lernprozesse, Gedächtnis, Orientierung unerlässlich sind. Die Kommunikation zwischen den Nervenzellen findet über bestimmte Botenstoffe statt, die sogenannten *Neurotransmitter.* Bei Alzheimer spielen vor allem die Botenstoffe *Glutamat* und *Acetylcholin* eine wichtige Rolle. Glutamat ist der wichtigste erregende Botenstoff im zentralen Nervensystem der Wirbeltiere. Es kommt nur im Gehirn vor und wird vom Körper selbst gebildet. Acetylcholin ist ein weiterer wichtiger Neurotransmitter in vielen Organismen, so auch im Menschen. Es vermittelt z. B. die Erregungsübertragung zwischen Nerv und Muskel.

Im Laufe der Erkrankung wird immer weniger Acetylcholin produziert. Der Mangel an Botenstoffen führt zu Störungen bei Lern- und Erinnerungsprozessen. Glutamat steuert 70 % der Nervenzellen und sorgt dafür, dass Lernprozesse und Gedächtnisvorgänge stattfinden können. Bei einer Alzheimer-Erkrankung ist die Glutamatkonzentration zwischen den Nervenzellen ständig erhöht. Dadurch können Signale nicht mehr richtig erkannt und weitergeleitet werden. Die Nervenzelle kann der Überreizung irgendwann nicht mehr standhalten und stirbt ab. Mit dem Absterben der Nervenzellen steigen die geistigen Defekte an.

Neurogenese – die Entstehung neuer Zellen im Gehirn

Der Hippocampus ist auch der Teil des Gehirns, in dem *Neurogenese* stattfindet.

Neurogenese bedeutet das Entstehen, wörtlich: die Geburt, neuer Nervenzellen. Sie ereignet sich vorwiegend während der kindlichen und jugendlichen Entwicklung von Menschen und Tieren. Im Hippocampus bilden sich auch neue Verbindungen zwischen bestehenden Nervenzellen, man spricht dabei von der sogenannten *synaptischen Plastizität.* Die synaptische Plastizität hängt mit dem Erwerb neuer Gedächtnisinhalte zusammen.

Bis in die neunziger Jahre des 20. Jahrhunderts hielt man die Neurogenese bei Erwachsenen für ausgeschlossen. Es gilt inzwischen als nachgewiesen, dass im Hippocampus auch bei erwachsenen Menschen und Tieren neue Nervenzellen entstehen, dass also Neurogenese stattfindet. Viele der neugeborenen Zellen sterben zwar bald wieder ab, einigen gelingt es aber, sich in die Hirnstruktur zu integrieren. Es ist sehr wahrscheinlich, dass die neu entstandenen Zellen eine wichtige Rolle bei Lernprozessen und Gedächtnisleistungen spielen. Es gilt auch als gesichert, dass Zellen im Hippocampus als Merkpunkte im Gehirn für reale Orientierungspunkte dienen und dass Orientierungstraining die Zellbildung im Hippocampus fördert. Der Hippocampus hat eine große Bedeutung für die räumliche Orientierung.

Im Alter verschlechtert sich das räumliche Gedächtnis. Viele alte Menschen kennen sich in ihrer engsten Umgebung auf einmal nicht mehr aus. Wohl jeder hat schon einmal die Suchmeldung im Radio gehört: »... ist geistig verwirrt und irrt vermutlich hilflos umher.« Diese Verschlechterung des räumlichen Gedächtnisses im Alter führt man auf ein Nachlassen der synaptischen Plastizität im Hippocampus zurück. Die Nervenzellen eines alternden Gehirns sind häufig unfähig, neue Verbindungen einzugehen, und bewirken so Gedächtnisverluste.

In den neunziger Jahren des 20. Jahrhunderts versuchte ein Forscherteam der Universitäten Bordeaux und New York herauszufinden, ob tatsächlich ein Zusammenhang zwischen dem Entstehen neuer Zellen im Gehirn und kognitiven Leistungen besteht, also Leistungen, die das Lernen, Denken und Erkennen betreffen.

Die Studie stellte die Frage, ob ältere Ratten, deren Hippocampus viele neue Zellen bilden kann, »klüger« sind, Zusammenhänge besser erfassen können, also schneller lernen und ein besseres Gedächtnis haben als andere. Man ging von der Voraussetzung aus, dass neugeborene Neuronen Lernprozesse, die im Hippocampus stattfinden, unterstützen. Außerdem nahm man an, dass Gedächtnistraining die Bildung neuer Neuronen fördert.

Studienbeschreibung

Als Testmethode wurde der sogenannte Morris Water Maze-Test verwendet. Ein Test, von dem in diesem Kapitel noch öfter die Rede sein wird.

In diesem Test wird von der Ratte räumliches Lernen gefordert und die Gedächtnisleistung, eine knapp unter der Wasseroberfläche versteckte, dunkel gefärbte und so nicht sichtbare Plattform in einem runden Wasserbecken zu finden, und sich ihre Position zu merken. Eine genaue Navigation ist nötig, um die Plattform zu erreichen und dem tiefen Wasser zu entkommen. Diese Fähigkeit des Navigierens nimmt mit dem Alter rapide ab. In jeder Versuchsreihe hat die Ratte zwei Schwimmversuche mit einer zehnminütigen Pause zwischen den Versuchen. Die Ratte wird sanft ins Wasser gesetzt und hat 120 Sekunden Zeit, sich auf die 2 cm unter der Wasseroberfläche versteckte Plattform zu flüchten. Kann die Ratte die Plattform innerhalb von 120 Sekunden nicht finden, wird sie zu ihr geleitet. Wenn die Ratte die Plattform gefunden hat, bleibt sie 15 Sekunden dort, dann wird sie in ihren Käfig zurückgebracht. Das Team nutzte die individuellen Unterschiede zwischen den Leistungen einzelner älterer Tiere. Wie bei den Menschen auch sind einzelne Ratten im hohen Alter geistig und körperlich »besser drauf«, bringen bessere kognitive und motorische Leistungen als andere, gleichaltrige Ratten.

Erwartet wurde, dass das räumliche Gedächtnis mit den Fähigkeiten des Hippocampus, neue Zellen zu bilden, korrelieren würden. Je mehr neue Zellen entstünden, je mehr Neurogenese also stattfinden würde, desto besser sollte das räumliche Gedächtnis sein. Nachdem ältere Ratten drei Wochen mit dem Morris Water Maze trainiert wurden, wurde die Zellveränderung gemessen. Es zeigte sich, dass eine quantitative Beziehung zwischen dem Lernprozess und der Anzahl der neu entstandenen Nervenzellen existiert. Vom Alter weitgehend unbeeinträchtigte Ratten mit gutem räumlichem Gedächtnis zeigten ein höheres Maß an Zellteilung und eine höhere Anzahl neuer Nervenzellen im Vergleich zu Ratten, die ein beeinträchtigtes räumliches Gedächtnis hatten, nur langsam lernten und sich die Position der Plattform schlechter merken konnten, also altersgeschädigt waren.

Die Ergebnisse dieser Studien bekräftigen die Annahme, dass Neurogenese mit Prozessen des Gedächtnisses und mit altersbedingten Veränderungen bei Lern- und Denkleistungen verbunden ist. Ein an Jahren altes Gehirn, das zahlreiche neue Neuronen bilden kann, erbringt annähernd ebenso gute Gedächtnisleistungen und Lernprozesse wie ein junges Gehirn. Gedächtnistraining kann außerdem die Entstehung neuer Nervenzellen fördern.

Können antioxidativ wirkende Nahrungsmittel Alterungsprozesse des Gehirns beeinflussen?

Mit diesem Thema hat sich die Forschung über die letzten Jahrzehnte hinweg intensiv beschäftigt. Dabei war in den ersten Jahren dieser Forschungsreihe das Feld antioxidativ wirkender Lebensmittel noch relativ breit gestreut: Spinat, Erdbeeren und – am Anfang noch wenig vertreten – Blaubeeren waren die am häufigsten verwendeten Lebensmittel. Daneben verwendeten die Forscher auch Vitamine, Spurenelemente, Hormone und andere antioxidativ wirkende Substanzen. Die Erfolgsquote war anfangs nicht besonders ermutigend. Im Laufe der Zeit konzentrierte sich die Forschung hauptsächlich auf Blaubeeren, auch auf unterschiedliche Arten und Kultursorten, weil ihre Wirkungen am auffälligsten waren. Vor allem das Human Nutrition Research Center On Aging an der Universität Tufts in Boston beschäftigt sich unter der Leitung von Prof. James A. Joseph seit vielen Jahren eingehend mit der Frage, ob es möglich ist, altersbedingte Defizite im kognitiven und motorischen Verhalten durch eine an Antioxidantien reiche Nahrung aufzuhalten oder sogar rückgängig zu machen.

Die Studien begannen in den frühen neunziger Jahren des 20. Jahrhunderts, es handelt sich ausschließlich um Tierversuche. Als Versuchstiere verwendete die Forschergruppe teilweise Mäuse, hauptsächlich aber Ratten verschiedener Altersstufen. Mit einem umfassenden Spektrum verschiedener Tests wurden motorische und kognitive Fähigkeiten, die im Alterungsprozess nachlassen, untersucht und verglichen.
Hier werden die wichtigsten dieser Tests, die im Folgenden öfter genannt werden, im Einzelnen beschrieben:

Tests zur Beurteilung motorischer und kognitiver Fähigkeiten von Ratten

Motorische Fähigkeiten

Rod walking – Gehen auf einem Stab
Die Ratte balanciert auf einem statischen, horizontalen Stab. Dieser Test misst die psychomotorische Koordination und den Gleichgewichtssinn. Der Alterungsprozess bringt oft

eine Schädigung des Gleichgewichtsorgans im Innenohr mit sich. Nur wenn ihr Gleichgewichtsorgan unversehrt ist, kann eine Ratte sich längere Zeit auf dem Stab halten.

Wire suspension – Hängen an einem Draht
Dieser Test misst die Muskelkraft und den Greifreflex, die Fähigkeit eines Tieres, einen horizontalen Draht mit seinen Vorderpfoten zu greifen und daran hängen zu bleiben, vergleichbar mit dem Überqueren eines Abgrundes an einem Seil.

Plank walking – Gehen auf einer Planke
Dieses misst die Balance und das Koordinationsvermögen, indem die Ratte auf verschieden große, horizontale Planken gesetzt wird.

Inclined screen – schiefe Ebene
Hier werden Muskelanspannung, Kraft, Standvermögen und Balance gemessen. Die Ratte muss sich auf einer bis zu 60 Grad zur Horizontalen geneigten Ebene halten.

Accelerating motor rod – ein rotierender, sich allmählich in der Rotationsbewegung beschleunigender Stab
Dieser Test misst die feinmotorische Koordination, die Balance und die Widerstandskraft gegen Schwindel. Er stellt an die Versuchstiere besonders hohe Ansprüche.

Bei all diesen Test wird die Zeit gemessen, die sich die Ratte stehend, gehend oder hängend auf Stäben, Drähten, schiefen Ebenen oder dem rotierendem Stab halten kann. Je länger sich die Ratten bei den unterschiedlichen Tests halten können, desto besser funktioniert ihre Motorik.
Mit fortschreitendem Alter verschlechtern sich die Leistungen in diesen Tests. Ältere Ratten können sich nicht so lange

wie junge Ratten auf oder an den schiefen Ebenen, Drähten oder Stäben halten.

Kognitive Fähigkeiten

Um die kognitiven Fähigkeiten, räumliches Lernen und Gedächtnis, zu messen, verwendet das Forschungsinstitut den bereits bekannten *Morris Water Maze*-Test. In diesem Test soll die Ratte eine knapp unter der Wasseroberfläche versteckte, dunkel eingefärbte, also nicht sichtbare Plattform in einem runden Wasserbecken finden und sich ihre Position merken. Die Ratte muss sehr genau navigieren, um die Plattform zu finden und so dem tiefen Wasser zu entkommen. Während junge Ratten sich die Position der Plattform gut merken können und sie bei Wiederholungstests sehr viel schneller wiederfinden, nimmt diese Fähigkeit während des Alterungsprozesses rapide ab.

Wissenschaftliche Studien, die räumliches Gedächtnis und motorische Leistung erforschen

In den frühen Studien verwendeten die Forscher als Zusatznahrung antioxidativ wirkende Lebensmittel, hauptsächlich Erdbeeren und Spinat, später auch Blaubeeren, oder auch antioxidativ wirkende Vitamine und körpereigene Antioxidativa wie z. B. *Glutathion.* Glutathion ist eines der wichtigsten körpereigenen Antioxidantien und an zahlreichen Stoffwechselprozessen beteiligt. Es schützt Zellen und verschiedene andere Strukturen vor der Oxidation, ist also für den Organismus äußerst wichtig.

Erste Versuchsreihen Ende der neunziger Jahre mit Antioxidativa wie Hormonen, Vitaminen etc. hatten entmutigende Ergebnisse. Die Forscher kamen zu dem Schluss, dass es sehr schwierig sein dürfte, altersbedingte Defizite im motorischen Verhalten durch eine Behandlung mit antioxidativ wirkenden Stoffen rückgängig zu machen.

Inzwischen aber gilt es als unzweifelhaft erwiesen, dass an Antioxidantien reiche Nahrungsmittel Lern- und Gedächtnisleistungen beim alten Tier verbessern können. Diese Wirkung beruht wahrscheinlich auf einer direkten Interaktion der in den Beeren enthaltenen Pflanzenfarbstoffe mit alternden Nervenzellen. Sie verkleinern dabei die Wirkung stressbedingter Zellsignale und vergrößern die Fähigkeit der Nervenzellen, auch während des Alters ihre Funktionen regelrecht zu erfüllen. Die Lern- und Gedächtnisleistung, bei alten Nagetieren normalerweise ebenso reduziert wie bei vielen alten Menschen, wurde durch eine zusätzliche Blaubeernahrung stark verbessert. In den Gehirnen der Versuchstiere, die eine Zusatznahrung aus Blaubeeren erhalten hatten, war der Dopamingehalt stark angestiegen. Dopamin ist ein wichtiger Botenstoff (Neurotransmitter). Dopamin unterstützt die Kommunikation zwischen den Nervenzellen und fördert so die Gedächtnisleistung.

Studienbeschreibung
Die durchschnittliche, natürliche Lebenserwartung einer Ratte beträgt ungefähr 24 Monate. Die Leistungen bei den motorischen Tests lassen mit ansteigendem Alter sukzessive nach, signifikant mit 12 bis 15 Monaten. Das räumliche Gedächtnis lässt mit 18 bis 22 Monaten signifikant nach, aber bereits mit 12 bis 15 Monaten lassen sich erste Defizite feststellen.

Nachdem zunächst andere antioxidativ wirkende Lebensmittel eingesetzt worden waren, wurde bei weiteren Studien auch Blaubeerextrakt verwendet. Ratten, die altersbedingt bei den bekannten Tests Defizite aufwiesen, bekamen acht Wochen lang eine Ernährung, die mit Erdbeer-, Spinat- oder Blaubeerextrakten angereichert war. Die auffälligste Wirkung war, dass eine Blaubeerdiät auch die motorischen Fähigkeiten beim Gehen auf dem festen Stab (rod walking) und dem beschleunigt bewegten Stab (accelerating motor rod) deutlich verbesserte.

Das ist ein sehr bedeutsames Ergebnis. Zum Alterungsprozess gehört meistens auch ein Nachlassen der motorischen Fähigkeiten, der Sicherheit bei den Bewegungen, der Orientierung und beim Gleichgewichtssinn. Es galt bis dahin als äußerst fraglich, ob im Laufe des Alterungsprozesses verlorene motorische Fertigkeiten wiederhergestellt werden können. Das Äquivalent einer halben Tasse Blaubeeren am Tag genügte, um vor allem die motorischen Fähigkeiten alter Ratten signifikant zu verbessern. Die Verbesserung blieb über einen Zeitraum hinweg stabil, der, in Menschenjahren gemessen, ungefähr zehn Jahren entspricht. In Menschenjahren gemessen waren die Ratten also vor dem Experiment 60 bis 65 Jahre alt, nach dem Experiment 70 bis 75 Jahre.

Das Nachlassen motorischer Fähigkeiten im Alter hat in vielen Fällen gravierende Folgen. Alte Menschen gehen oft unsicher, sie stolpern und stürzen leichter als junge Menschen und können sich dabei schwer verletzen. Mit Beerenphenolen gefütterte alte Ratten zeigten sich viel geschickter bei Aufgaben, die Balance und Gleichgewicht erfordern, sie bewegten sich viel sicherer als normal gefütterte alte Ratten.
Könnten alte Menschen ähnlich wie die Ratten der Studie mit einer Blaubeerdiät ihre nachlassenden motorischen Fertigkeiten wie Sicherheit beim Gehen und Drehen, Auftreten, beim Halten des Gleichgewichts, verbessern oder sogar wiedererlangen, wäre dies nicht nur für den Einzelnen eine wahrhaft

segensreiche Wirkung. Viele Stürze, die Brüche und andere schwere Verletzungen zur Folge haben, könnten vermieden werden. Viele alte Menschen könnten länger ohne Gehhilfen oder Rollstuhl auskommen. Weniger Pflegepersonal wäre nötig, Krankenkassen müssten weniger in Anspruch genommen werden.

Die Ergebnisse zur Verbesserung der Motorik bei alten Ratten bestätigten sich in weiteren Studien. Bereits 1999 war eine Studie zu einem ähnlichen Ergebnis gekommen. 19 Monate alte Ratten – zur Erinnerung: das durchschnittliche Lebensalter einer Ratte sind 24 Monate – bekamen acht Wochen lang eine Zusatznahrung aus Blaubeeren, Spinat oder Erdbeeren. Als die Ratten 21 Monate alt waren, ein für Ratten hohes Alter, testete man sie auf die oben beschriebene Weise. Hier zeigte die Blaubeer-Gruppe als einzige Verbesserungen bei altersbedingten Defiziten motorischer Funktionen. Die Ratten dieser Gruppe konnten sich bei den Tests rod walking, dem Gehen auf einem Stab, und accelerating motor rod, dem in wachsender Beschleunigung rotierenden Stab, signifikant länger halten als die Erdbeer- oder Spinat-Gruppe und die Kontrollgruppe. Die Blaubeer-Gruppe war also vor allem in den Tests besser, die Balance und Koordination verlangen.

Um diese Ergebnisse zu überprüfen, folgten weitere Studien. Auch hier konnten alte Ratten, die eine Blaubeerdiät bekommen hatten, ihre Leistungen bei den Tests rod walking, der Balance, Koordination und Widerstandskraft gegen Ermüdung erfordert, und inclined screen, der Kraft, Ausdauer und Balance prüft, deutlich verbessern.

In dieser Studie wird auch die Dosis des verabreichten Blaubeerproduktes erwähnt: Sie entsprach im Verhältnis zum

Menschen ungefähr einer Tasse frischer Blaubeeren – das ist die doppelte Menge wie in der vorher beschriebenen Studie, aber eine geringe Menge im Vergleich zur erzielten Wirkung.

Bislang hatte sich also Blaubeerextrakt als das wirkungsvollste Antioxidativum zur Vermeidung und Rückbildung altersbedingter Defizite in kognitivem und motorischem Verhalten erwiesen. In diesen Versuchen war allerdings nicht berücksichtigt worden, ob die normale Nahrung, zu der die Ratten die antioxidativ wirkenden Zusätze bekamen, ausgeglichen und ausreichend war.

Folgende Fragen versuchte der folgende Test zu beantworten:
- *Zeigen ungewöhnlich gut, ausgewogen und reichhaltig ernährte Ratten ebenso deutliche Wirkungen nach dem Verzehr von Blaubeeren wie normal ernährte Ratten?*
- *Haben unterschiedliche Blaubeerarten unterschiedliche Wirkungen?*

Vor diesem Test bekamen die Ratten acht Wochen lang eine ausgewogene, vitaminreiche, wertvolle Nahrung »ad libidum«, die Ratten konnten also so viel essen, wie sie wollten. Außerdem wurde ihr Gesundheitszustand täglich überprüft. Es sollte erprobt werden, ob auch wertvoll und reichlich ernährte, gesunde Tiere durch eine Zusatznahrung aus Blaubeeren vor altersbedingtem Nachlassen der motorischen und kognitiven Funktionen geschützt werden können. Es wäre ja auch möglich gewesen, dass die positive Wirkung von Blaubeeren in früheren Tests auch darauf zurückzuführen sein könnte, dass die normale Nahrung der Ratten nicht reich genug an wertvollen Inhaltsstoffen war. Zusätzlich wurde zwischen der Wirkung zweier verschiedener Blaubeerarten, nämlich europäischen Wildblaubeeren (Vaccinium myrtillus) und einer Kulturblaubeere, »Tif-blue«, eine Rabbiteye-Sorte (Vaccinium ashei), unterschieden. Außerdem wurde eine Kontrollgruppe geprüft, die keine Zusatznahrung aus Blaubeeren bekam.

45 männliche, 17 Monate alte Ratten, bekamen acht Wochen lang eine Diät entweder aus europäischen Wildblaubeeren (Vaccinium myrtillus) oder einer Kulturblaubeere, »Tif-blue«. Die Versuchsreihen begannen, als die Ratten 21 Monate alt, also schon ziemlich betagt waren. Der angewendete Test für kognitive Funktionen war der Morris Water Maze, die motorischen Funktionen wurden mit all den oben genannten Tests geprüft. Die Testläufe wurden an vier aufeinanderfolgenden Tagen jeweils vormittags und nachmittags zweimal absolviert.

Beide Blaubeerpräparate bewirkten gegenüber einer Kontrollgruppe deutliche Verbesserungen in den motorischen Tests inclined screen, der schiefen Ebene (siehe oben), plank walk, den Planken, und motor rod, dem beschleunigt rotierenden Stab.

Die verschiedenen Blaubeeren hatten unterschiedliche Wirkungen. Die »Tif-blue«-Gruppe konnte sich am längsten auf der schiefen Ebene halten.

Auf der großen Planke konnte sich die Wildblaubeer-Gruppe am längsten halten, auf der mittleren und kleinen die »Tif-blue«-Gruppe. Auf dem rotierenden Stab konnte sich die Wildblaubeer-Gruppe am längsten halten.

Im Vergleich mit der Kontrollgruppe und der Wildblaubeer-Gruppe fand die »Tif-blue«-Gruppe beim Morris Water Maze-Test, der die Gedächtnisleistung und die räumliche Orientierung prüft, die Plattform am schnellsten. Bei den motorischen Tests bewirkte die »Tif-blue«-Diät die stärkste Verbesserung bei der inclined screen, der schiefen Ebene, und plank walking, dem Gehen auf Planken, die Wildblaubeer-Gruppe bei der accelerating motor rod, dem rotierenden Stab, und beim plank walking, dem Gehen auf Planken. Alle Leistungen wurden mit denen der Kontrollgruppe verglichen.

Eine Zusatzernährung mit Blaubeeren konnte hier also vor allem die Ergebnisse bei Tests der motorischen Funktionen, die Balance, Kraft und Koordination erfordern, verbessern.

Warum Blaubeeren sowohl das Gedächtnis als auch die motorischen Fähigkeiten im Alter verbessern können

In der Laboruntersuchung der Gehirnsubstanzen wurde festgestellt, dass eine Blaubeerzusatzernährung eine erhöhte Sensibilität der Zellrezeptoren bewirkt, die möglicherweise zu den verbesserten Verhaltensmustern geführt hat. Die beiden verwendeten Blaubeersorten »Tif-blue« und europäische Wildblaubeere weisen unterschiedliche Zusammensetzungen ihrer Pflanzenfarbstoffe auf. Auf diese Unterschiede führt das Forscherteam die unterschiedlichen Wirkungen bei verschiedenen Aufgaben zurück. Möglicherweise führt die Entschlüsselung der unterschiedlichen Zusammensetzung zu einer genaueren Kenntnis der positiven Wirkungen auf Alterungsprozesse. Das Team hält es für durchaus wahrscheinlich, dass Blaubeeren auch bei neurodegenerativen Krankheitsbildern wie Alzheimer und Parkinson bei Menschen eine positive Wirkung zeigen können.

Es scheint inzwischen erwiesen, dass es neben den antioxidativen und entzündungshemmenden Eigenschaften der Blaubeere zusätzlich zahlreiche andere (multiple) Mechanismen zu geben scheint, die an ihren positiven Wirkungen beteiligt sind. Dazu gehört eine erhöhte Kommunikation zwischen den Nervenzellen, die auf eine verbesserte Signalübertragung und Neubildung von Nervenzellen zurückzuführen ist.

Eine reduzierte Neubildung von Nervenzellen im Hippocampus führt zu einem Verfall der Gedächtnisleistung. Veränderungen der Fähigkeit des Hippocampus, neue Verknüpfungen zwischen den Nervenzellen zu bilden, wurden bei älteren Tieren gemessen. Die Ergebnisse zeigen, dass die Fähigkeit, neue Verbindungen unter den Nervenzellen zu knüpfen, bei den Tieren anstiegen, die Blaubeeren bekommen hatten.
Früchte, die wie Blaubeeren reich an Pflanzenfarbstoffen sind, können also die kognitive Leistung der Versuchstiere verbessern. Diese Verbesserung ist zumindest teilweise so zu erklären, dass diese Pflanzenfarbstoffe die Nervenzellen im Hippocampus dazu befähigen, neue Verbindungen untereinander zu knüpfen.

Joseph et al. konnten nachweisen, dass Zusätze aus Blaubeeren die vermehrte Neubildung von Nervenzellen (Neurogenese) fördern, was sich wiederum in einer verbesserten Vorführung beim *Morris Water Maze* manifestiert. Die Zahl der neu gebildeten Zellen in einem Teil des Hippocampus (Gyrus dentatus) korrelierte umgekehrt mit der Zahl der Fehler im *Morris Water Maze* – je mehr neue Zellbildungen, desto weniger Fehler.
Zusätzliche Forschung zeigte, dass die Anzahl von Fehlern, die von älteren Ratten beim *Morris Water Maze* gemacht wurden, umgekehrt mit der Anzahl von Anthocyanen korrelierte, die in Regionen wie der Großhirnrinde und dem Hippocampus bei mit Blaubeeren gefütterten Ratten gefunden wurden. Je mehr Anthocyane also im Gehirn lokalisiert wurden, desto besser war die Gedächtnisleistung, desto geringer die Fehlerzahl.

Zusammengefasst weisen diese Befunde und die Ergebnisse, die ähnliche positive Wirkungen auf die Signalübertragung und das Verhalten von mit Blaubeeren gefütterten Jungtieren zeigen, darauf hin, dass Früchte, die wie Blaubeeren einen hohen Gehalt an Antioxidantien haben, durch eine höhere Signalübertragung und damit eine bessere Kommunikation zwischen den Nervenzellen die kognitiven und motorischen Funktionen bei jungen und alten Tieren verbessern können.

Klinische Studien mit Menschen

Inzwischen liegen erste Ergebnisse klinischer Studien vor, die die Wirkungen antioxidativer Stoffe auf das menschliche Gehirn erforschen.

Forscher weisen darauf hin, dass Alzheimer, Bluthochdruck und Diabetes in den westlichen Industrienationen chronische Alterserscheinungen sind. Demenz entwickelt sich dramatisch parallel zu Fettleibigkeit und Risiken des Herz-Kreislauf-Systems. Zivilisationskrankheiten wie Stoffwechselstörungen und Entzündungserscheinungen repräsentieren zwei der wichtigen Faktoren, die zu kognitiven Alterungsprozessen und Demenz beitragen. Geeignete Nahrung kann den Stoffwechsel und Entzündungsprozesse beeinflussen. Sie hat das Potenzial, das Risiko progressiver Demenz zu verringern, besonders bei Personen, die nur leichte Anfangssymptome von Demenz zeigen, wie eine milde kognitive Verschlechterung.

Eine an Beerenfrüchten reiche Ernährung kann wegen ihrer vielfältigen positiven Wirkungen eine vorbeugende Wirkung vor Demenz und Alzheimer haben. Altersbedingte Krankheiten des Gehirns kommen in unserer überalterten Gesellschaft immer häufiger vor. Da es bisher noch keine erprobten Möglichkeiten zur Heilung gibt, haben Möglichkeiten zur Vorbeugung eine besondere Bedeutung.

Eine im Januar 2010 erstellte Studie verwendete den Saft wilder Blaubeeren. Da es sich um eine amerikanische Studie handelt, sind mit großer Wahrscheinlichkeit die wilden Blaubeeren Vaccinium angustifolium, Lowbush Blueberries, gemeint. Blaubeeren enthalten verhältnismäßig große Mengen an Pflanzenfarbstoffen, vor allem Anthocyane, die antioxidative und antientzündliche Wirkungen haben. Außerdem werden Anthocyane mit einem Anwachsen der Signaltätigkeit von Nervenzellen in Verbindung gebracht. Auf diese Weise können sie die Gedächtnisleistung verbessern, Wirkungen, die die Degeneration von Nervenzellen verhindern oder reduzieren sollten.
Die Studie erforschte die Wirkung täglichen Konsums von Blaubeersaft – zwei bis zweieinhalb Becher am Tag – am Beispiel von neun älteren Menschen in den Siebzigern, die bereits an einer frühen Verschlechterung des Gedächtnisses litten.
Nach zwölf Wochen bereits konnten ein verbessertes Lernvermögen und ein verbessertes Erinnern von Wörtern beobachtet werden.
Außerdem gab es Anzeichen für geringere depressive Symptome und einen niedrigeren Glukosespiegel, also geringere Anzeichen für einen möglichen Diabetes. Der Versuch war außerdem placebokontrolliert: Eine gleichaltrige Versuchsgruppe mit ähnlichen Beschwerden bekam statt Blaubeersaft ein anderes Getränk und zeigte keine Verbesserungen beim Lernvermögen und Gedächtnis.

In einer Langzeitstudie in den USA, die über 15 Jahre dauerte, bekamen 3774 Teilnehmer, die zu Beginn der Studie 65 Jahre und älter waren, regelmäßig Pflanzenfarbstoffe wie Quercetin, das auch in Blaubeeren reichlich vorkommt, andere Pflanzenfarbstoffe (Kampferol, Myricetin und Flavone wie Agigenin, Luteolon) und frische Erdbeeren. Geprüft wurde

vor allem das Kurzzeitgedächtnis, das bei älteren Menschen oft stark beeinträchtigt ist.
Bei allen geprüften Stoffen wurden signifikante, schützende Wirkungen festgestellt. Wer mehr als einmal im Monat Erdbeeren aß, hatte eine geringere Rate altersbedingter Degenerationserscheinungen als diejenigen, die weniger konsumierten. In dieser Langzeitstudie über 15 Jahre wurden keine Blaubeeren eingesetzt. Da aber Blaubeeren reicher an Pflanzenfarbstoffen sind als Erdbeeren – vor allem mehr antioxidativ wirkende Anthocyane enthalten –, ist anzunehmen, dass Blaubeeren eine stärkere Wirkung gehabt hätten als Erdbeeren. Es wäre wünschenswert, dass ähnliche Studien auch mit Blaubeeren unternommen würden, um diese Annahme zu prüfen.

Mögliche Ursachen für diese Wirkungen

Die Forschung der vergangenen Jahre hat gezeigt, dass Pflanzenfarbstoffe eine positive Wirkung auf die Zellsignalübertragung haben und fähig sind, Hunderte von Pfaden des Stoffwechsels im Körpergewebe zu beeinflussen. Es gibt inzwischen zahlreiche Studien, die eine Bioverfügbarkeit von Pflanzenfarbstoffen im Blutkreislauf belegen. Dennoch weiß man immer noch wenig über die Bioverfügbarkeit von Pflanzenfarbstoffen im Gewebe des menschlichen Hirns. Unter Bioverfügbarkeit versteht man die Menge einer Substanz, die tatsächlich in den Körper aufgenommen, für diesen verfügbar gemacht und nachgewiesen werden kann. Diese Menge entspricht nicht unbedingt der Menge, die über die Nahrung zugeführt wird.
Neueste Studien haben bewiesen, dass Anthocyane aus Beeren die *Blut-Hirn-Schranke* von Säugetieren durchschreiten können. Die Blut-Hirn-Schranke ist bei allen Wirbeltieren und auch beim Menschen im Gehirn vorhanden. Es handelt

sich um eine physiologische Barriere zwischen dem Blutkreislauf und dem Zentralnervensystem (ZNS). Sie dient dazu, die Milieubedingungen im Gehirn aufrechtzuerhalten und sie von denen des Blutes abzugrenzen. Im Gewebe des Hirns und der Augen von Schweinen, die mit Blaubeeren gefüttert worden waren, wurden Anthocyane gefunden. Der Organismus von Schweinen ist dem des Menschen besonders ähnlich. Es spricht also vieles dafür, dass Anthocyane über die Blut-Hirn-Schranke nicht nur ins Gehirn von Ratten und Schweinen, sondern auch ins menschliche Gehirn gelangen können und ihr positiver Einfluss auf Signalübertragung und Zellerneuerung dort wirken kann.

Einschränkungen der kognitiven Fähigkeiten des Gehirns wie z. B. bei Demenz und Alzheimer beruhen häufig auf Entzündungen im Zentralnervensystem. Beständige Entzündungsprozesse sind schädlich für die Nervenzellen und führen letztendlich zu einem Verlust von Nervenzellen und ihrer Funktionen.

Nahrung, die reich an Antioxidantien ist, gilt seit längerer Zeit für Nervenzellen als ausgezeichneter Schutz gegen entzündliche Prozesse. Dies wurde bisher hauptsächlich auf die antioxidativen Eigenschaften der Bestandteile vieler Beerenfrüchte zurückgeführt. Vermutlich haben nicht nur die in Blaubeeren enthaltenen antioxidativen Stoffe entzündungshemmende Eigenschaften. Neuere Studien zeigen eine Schutzfunktion natürlicher Inhaltsstoffe jenseits der antioxidativen Eigenschaften auf. Eine Studie entdeckte, dass »Alaska Wild Bog Blaubeeren« zwar weniger Antioxidativa als andere Blaubeerarten enthalten, aber eine große Fähigkeit haben, die Wirkungen krankhafter Entzündungsprozesse von Nervenzellen positiv zu beeinflussen. Letztlich sind noch lange nicht alle Ursachen für die segensreichen Wirkungen von Blaubeeren auf unsere Gesundheit erforscht.

Zusammenfassung

Vieles, was wir heute über die Prozesse im Gehirn wissen, hielt man vor weniger als 20 Jahren noch nicht für möglich, z. B., dass oxidativer Stress für die meisten Alterungsprozesse und Alterserkrankungen verantwortlich ist und dass eine an Antioxidantien reiche Nahrung Altersprozesse verzögern, sogar rückgängig machen kann.

In zahlreichen Versuchen mit Ratten, alten, jungen, normal gut und sehr gut ernährten, die eine Blaubeerzusatznahrung über einen längeren oder kürzeren Zeitraum bekamen, konnte Folgendes bewiesen werden:

Blaubeeren können sowohl motorische und kognitive Fähigkeiten, also Balance, Geschicklichkeit, Kraft, Koordination und Ausdauer, als auch räumliches Lernen, das Gedächtnis und die Gehirnfunktionen bei alten Ratten sehr wirksam verbessern.

Eine an Blaubeeren reiche Ernährung kann im Tierversuch Alterungsprozessen vorbeugen, ihr Ausmaß verringern und sie sogar teilweise rückgängig machen.

Inhaltsstoffe von Blaubeeren können die im Alter verlorengegangenen motorischen Fähigkeiten verbessern oder wiederherstellen. Eine Erklärung für diese Wirkungen ist, dass Blaubeeren die komplexen Prozesse im Hippocampus wie Zellteilung und -vermehrung (Zellproliferation), die Fähigkeit der Nervenzellen, neue Verbindungen einzugehen (synaptische Plastizität), und die Entstehung neuer Zellen (Neurogenese) positiv beeinflussen. Diese Prozesse sind maßgeblich für Lern- und Gedächtnisleistungen, für räumliche Orientierung und motorische Leistungen verantwortlich. Diese Ergebnisse können bei aller Zurückhaltung sensationell genannt werden. Die allermeisten sind zwar bisher »nur« im Tierversuch gewonnen worden, erste klinische Studien mit Blaubeersaft und in Blaubeeren enthaltenen Pflanzenfarbstoffen bestätigen aber ihre Wirkung auf den menschlichen Organismus. Wir wissen, dass eine Ernährung, die reich an Anthocyanen und anderen Pflanzenfarbstoffen ist, wie sie speziell in Blaubeeren vorkommen, diejenigen Prozesse im Gehirn fördert, die für das Lernen und die Gedächtnisleistung zuständig sind. Damit wäre eine grundlegende Vorbeugung gegen neurodegenerative Krankheiten wie Alzheimer, allgemeine Demenz und Parkinson durch eine anthocyanreiche Ernährung möglich. Sehr wahrscheinlich sind auch ein Aufhalten und womöglich eine Verbesserung bereits bestehender Krankheitsbilder.

Nach vielen Jahren der Versuche mit Ratten und anderen Nagern, deren Ergebnisse inzwischen außer Zweifel stehen, ist die Wissenschaft nun aufgerufen, die eindeutig positiven Wirkungen von Blaubeeren auf die Gehirne von Ratten auch beim Menschen nachzuweisen. Da die meisten Studien naturgemäß Langzeitstudien sind, wird vermutlich noch einige Zeit vergehen, bis eine ähnliche Zahl an klinischen Studien wie an In-vivo-Studien vorliegt.
Die positive Wirkung von Blaubeeren auch auf das menschliche Gehirn ist, wenn auch wissenschaftlich noch nicht hinreichend bewiesen, so doch hoch wahrscheinlich.

Anwendungen

Ob Sie alt sind oder jung: Da Blaubeeren praktisch nicht überdosiert werden können und keinerlei schädliche Nebenwirkungen haben, kann man hier getrost zum »Selbstversuch« raten – mit täglich einer Tasse Blaubeeren oder einem Glas Blaubeersaft oder auch mehr.

Herz und Kreislauf sind die »Motoren«, die unseren Körper am Leben erhalten. Das Zusammenspiel des Herzmuskels mit dem Blutkreislauf in den Gefäßen sichert das Überleben des Organismus, und jegliche Störung kann lebensbedrohend sein. Wird das Herz durch die Blutgefäße nicht ausreichend mit Blut versorgt, kann es versagen und den Blutkreislauf unterbrechen. Kann der Körper nicht mehr mit Blut versorgt werden, können die einzelnen Organe ihre Tätigkeit nicht mehr erfüllen; ohne sofortige medizinische Hilfeleistung stirbt der Organismus. Herz-Kreislauf-Erkrankungen sind eine der typischen Zivilisationskrankheiten unserer Gesellschaft, neben Krebserkrankungen sind sie die weltweit häufigste Todesursache. Deshalb ist die Gesunderhaltung der Blutgefäße lebensnotwendig.

Blutkreislauf

Der Blutkreislauf des Körpers ist ein System, das vom Herzen und von den Blutgefäßen gebildet wird. Man bezeichnet dieses System auch als *kardiovaskuläres System.* Der Blutkreislauf besteht aus dem Herzen und den Blutgefäßen. Blutgefäße, die zum Herzen führen, heißen Venen; die, die vom Herzen wegführen, heißen Arterien. Je weiter die Blutgefäße vom Herzen entfernt sind, desto verzweigter werden sie, und desto kleiner wird ihr Durchmesser.

Der Blutkreislauf versorgt den Stoffwechsel jeder einzelnen Körperzelle. Aus der Verdauung gewonnene Nährstoffe wie Fette, Zucker und Eiweiß gelangen durch die Wand des Dünndarms in den Blutkreislauf und werden in die einzelnen Gewebe transportiert, um dort, je nach Bedarf, verbraucht, weiterverarbeitet oder gespeichert zu werden. Abfallprodukte wie z. B. Harnsäure werden in anderes Gewebe oder zu den Ausscheidungsorganen transportiert. Das Blut verteilt auch Botenstoffe wie Hormone, Zellen der Körperabwehr und Teile des Gerinnungssystems innerhalb des Körpers.

Blutgefäße

Das Blut fließt in Blutgefäßen oder Adern durch den Körper, wo es überall seine vielfältigen Aufgaben erfüllt. Blutgefäße oder Adern sind röhrenförmige Gefäße. Der Hohlraum, durch den das Blut fließt, heißt *Lumen.* Die Wand des Gefäßes besteht aus drei Schichten. Die *Intima* ist die innerste Schicht. *Media* heißt die mittlere Schicht und *Adventitia* die äußere Gefäßwand.

Die zum Lumen hin gerichteten Zellen der obersten Wandschicht der Intima bezeichnet man als *Endothel.* Sämtliche Blutgefäße des Körpers sind mit *Endothelzellen* ausgekleidet. Das *Endothel* oder *Endothelium* hat unterschiedliche und sehr bedeutsame Funktionen:

- Es reguliert den Stoffaustausch zwischen Gewebe und Blut.
- Es beeinflusst den Blutdruck, indem es Substanzen produziert, die den Spannungszustand der Gefäßmuskulatur, den Tonus, regulieren. Das Zusammenziehen und Entspannen der Gefäße, die den Blutdruck kontrollieren, nennt man *Vasokonstriktion* (Zusammenziehen) und *Vasodilatation* (Entspannen, Erweitern).
- Das Endothel beeinflusst die Fließfähigkeit des Blutes, indem es Gerinnungsprozesse hemmt oder aktiviert.
- Auch bei Entzündungsprozessen spielt das Endothel, die innerste Schicht der Blutgefäße, eine wichtige Rolle. Körpereigene oder mikrobielle Substanzen können das *Endothel* lokal aktivieren. Diese Aktivierung führt dazu, dass bestimmte weiße Blutkörperchen wie *Granulozyten,*

Monozyten, Makrophagen aus dem Blut an das Endothel binden und ihrerseits aktiviert werden. Diese Zellen wandern durch das Endothel in das darunterliegende Gewebe und helfen dort, Infektionen zu bekämpfen. Endothelzellen regeln auch den Transit der weißen Blutkörperchen in und aus dem Blutstrom.
- Die Sprossung neuer Gefäße (Angiogenese) aus vorhandenen Blutgefäßen wird durch Endothelzellen veranlasst.

Eine Funktionsstörung des Endothels hat immer gravierende, krankhafte (pathologische) Folgen. So gilt z.B. eine Verletzung von Endothelzellen als mögliche Ursache für die Bildung von Arteriosklerose.
Der Zustand der Gefäße, in denen das Blut durch den Körper transportiert wird, ist von entscheidender Bedeutung für die Gesundheit eines Organismus. Intakte Blutgefäße sind eine Bedingung für den Transport des Blutes bis in alle Teile des Körpers und den ungestörten Blutfluss zurück zum Herzen. Wird der Blutfluss gestört, weil die Gefäße verengt oder verstopft sind, durch Ablagerungen *(Plaque)* oder Verklumpung der Blutplättchen *(Thrombozytenaggregation)*, oder weil die Gefäßwände durchlässig sind, kann dies ernsthafte und lebensbedrohende Auswirkungen haben. Krankheiten wie Entzündungen, Ödeme, Schlaganfälle und Infarkte können die Folgen sein.
Weiter ist der Zustand der Gefäße maßgeblich für das Funktionieren der sogenannten Blut-Hirn-Schranke, der physiologischen Barriere zwischen dem Zentralnervensystem und dem Blutkreislauf, die für den Schutz des Gehirns von großer Bedeutung ist. Sie dient dazu, die Milieubedingungen im Gehirn aufrechtzuerhalten und sie von denen des Blutes abzugrenzen. Die Blutgefäße im Gehirn sind so aufgebaut, dass fast keine Substanzen durch die Zellzwischenräume aus dem

Blut in das Hirngewebe eindringen. So ist das Gehirn vor im Blut zirkulierenden Krankheitserregern und Giftstoffen geschützt.
Stoffe wie Alkohol, Nikotin, Drogen und Ähnliches können diese Schranke überwinden, weil sie fettlöslich sind. Wasserlösliche Stoffe müssen über die Transportsysteme der Endothelzellen in das Gehirn geschleust werden. Die Blut-Hirn-Schranke kann bei Entzündungen, Durchblutungsstörungen und verschiedenen Erkrankungen gestört oder geschädigt werden.

Die häufigsten Erkrankungen der Gefäße

Arteriosklerose (bindegewebige Verhärtung der Schlagadern oder Arterienverkalkung)

Arteriosklerose, umgangssprachlich Arterienverkalkung, ist eine sehr schwere und häufig vorkommende Krankheit. In den westlichen Industrienationen sterben die meisten Menschen an ihren Folgen.
Arteriosklerose entwickelt sich langsam und verläuft oft über Jahrzehnte völlig ohne Symptome. Dann aber kann sie sich plötzlich durch Blutgerinnsel *(Thrombosen),* Schmerzen in der Brust, ausgelöst durch Durchblutungsstörungen des Herzens *(Angina Pectoris),* Herzinfarkte oder Schlaganfälle manifestieren.
Das Erkennungsbild der Krankheit ist eine chronisch fortschreitende Degeneration der Arterien mit progressiven Veränderungen der Gefäßwände. Die Gefäße verdicken und verhärten sich durch Bindegewebswucherungen, Einlagerungen von Cholesterin, Fettsäuren und Kalk in den Zellen. Dadurch verengen sich die Gefäße und verlieren ihre Elastizität.
An dem arteriosklerotischen Geschehen sind viele verschiedene körpereigene Substanzen beteiligt wie Endothelzellen,

glatte Muskelzellen, weiße Blutkörperchen wie Monozyten, Makrophagen, Blutplättchen (Thrombozyten), Cholesterin, Fette, Kollagen und andere chemische Faktoren. Es ist daher schwierig, eine eindeutige Ursache für die Entstehung von Arteriosklerose zu definieren.
Zwei Hypothesen sind heute vorherrschend:

- Die eine besagt, dass Arteriosklerose ihren Anfang in einer Verletzung des Endothels habe, und
- die andere, dass die Oxidation von LDL (Low Density Lipoprotein) der Ursprung der Krankheit sei.

Beide Vorgänge sind mit oxidativen Prozessen verbunden, denn Verletzungen des Endothels können vor allem auch durch freie Radikale verursacht werden.
LDL ist die Abkürzung für *Low Density Lipoprotein.* Lipoproteine sind Transportvehikel, die im Blutplasma wasserunlösliche Substanzen wie Cholesterin, Triglyceride, Fettsäuren und Phospholipide transportieren, aber auch fettlösliche Vitamine wie Vitamin E und A enthalten.
Ein erhöhter Spiegel von LDL-Cholesterin im Blut wird mit der Entstehung von Arteriosklerose in Verbindung gebracht. Da LDL die größten Cholesterinanteile im Blut transportiert, wird es oft – nicht unumstritten – als das »böse« Cholesterin (im Gegensatz zum »guten« Cholesterin HDL, *High Density Lipoprotein*) bezeichnet. LDL ist sehr leicht oxidierbar und bildet dann sogenanntes *oxidiertes LDL.* Oxidiertes LDL wird in den Arterienwänden von Makrophagen ungehemmt und konzentrationsunabhängig aufgenommen (phagozytiert) und gespeichert. Makrophagen sind weiße Blutkörperchen und gehören zu den sogenannten Fresszellen (Phagozyten), die für die Immunabwehr zuständig sind. Die Fettüberladung der Makrophagen führt zur Bildung von *Schaumzellen.* Schaumzellen bilden einen großen Teil aller bekannten arterio-

sklerotisch geschädigten, im Volksmund auch »verkalkt« genannten Blutgefäße. Sie entstehen in der innersten Schicht (Intima) und der mittleren Schicht (Media) der Gefäßwände durch Fetteinlagerungen. Die medizinische Forschung betrachtet diese Fetteinlagerungen als eine der Ursachen für die Entstehung von Arteriosklerose.

Die Bildung von Schaumzellen verursacht Entzündungsreaktionen, die auch auf tiefere Bereiche der Arterienwand übergreifen können. Im Laufe dieses Vorgangs bilden sich herdförmige Gewebeveränderungen, die sogenannten Plaques, die für das mikroskopische Bild der Arteriosklerose charakteristisch sind. Diese Plaques können auch aufbrechen. Es finden dann meist weitere Blutgerinnungsreaktionen statt, die den Gefäßdurchmesser der Arterien weiter verringern. Weil das Blut durch die verengten Gefäße nur schlecht fließen kann, ist der Druck auf die Gefäßwände groß, die betroffene Arterie wird oft durchlässig und brüchig.

Die Bildung arteriosklerotischer Plaques ist bis zur Vermehrung der Schaumzellen durchaus umkehrbar, wenn die betroffenen Personen Ernährung und Lebensweise umstellen.

Besonders Bewegungsmangel, Übergewicht, Rauchen, hoher Cholesterinspiegel und Bluthochdruck begünstigen das Entstehen von Arteriosklerose. Nicht beeinflussbare Risikofaktoren sind männliches Geschlecht, genetische Veranlagung und fortgeschrittenes Alter.

Die Folgen einer Arteriosklerose können bei einem Befall der Halsarterien vor allem Schlaganfälle sein, bei den Herzkranzgefäßen Herzinfarkte.

Die Verklumpung von Blutplättchen (Thrombozyten)

Blutplättchen oder *Thrombozyten* sind die kleinsten aller Blutkörperchen. Sie sind besonders für die Blutgerinnung wichtig. Ist das Endothel verletzt worden, binden sich die

Blutplättchen an freiliegenden Kollagenfasern an. In einer ersten, noch reversiblen Stufe, der Thrombozytenadhäsion, lagern sich die Blutplättchen an der verletzten Stelle an und ballen sich zusammen. In der zweiten und irreversiblen Phase verklumpen die Blutplättchen – man nennt dies Thrombozytenaggregation – und verstopfen das Gefäß; sie bilden einen Thrombus. Die Folgen dieser Verstopfung nennt man Thrombosen.

Ein hoher Risikofaktor für die Gefäße ist Nikotin. Nikotin fördert die Bildung von Thrombosen und beschleunigt die Bildung von Arteriosklerose. Besonders gefährlich für die Gefäße ist Nikotin in Verbindung mit der Antibabypille.

Wie wirken Blaubeeren auf die Blutgefäße?

Über die Wirkungen der Inhaltsstoffe von Blaubeeren auf den Zustand der Gefäße existieren sowohl In-vitro- als auch In-vivo-Studien. Die Studien unterscheiden sich hinsichtlich des Objekts der Untersuchungen:

- Die einen untersuchen die vorbeugende (präventive) und schützende Wirkung von Blaubeerinhaltsstoffen auf die Gefäßwände.
- Die anderen beschäftigen sich mit der schützenden Wirkung von Blaubeerinhaltsstoffen auf die Gehirnzellen bei und nach Schlaganfällen.

Die schützende Wirkung von Beereninhaltsstoffen auf die Gefäßwände

Als Ursache vieler Gefäßerkrankungen gelten Verletzungen des Endothels, die wiederum ihre Ursache häufig in oxidativem Stress haben (siehe Kapitel III).

Die Verletzbarkeit des Endothels und die Oxidation von LDL

(Low Density Lipoprotein) gelten als die Hauptursachen für die Entstehung von Arteriosklerose und ihren Folgekrankheiten. In verschiedenen Studien wurde die Wirkung von Blaubeeren und anderen Früchten auf das Endothel untersucht.

Außer den Anthocyanen wird auch den – in Blaubeeren ebenfalls reichlich vorhandenen – *Hydroxyzimtsäuren*, die zu den sekundären Planzenstoffen gehören, eine positive antioxidative Wirkung auf die Gefäße zugeschrieben.
Neben Blaubeeren haben auch andere, besonders anthocyanreiche Lebensmittel wie Holunderbeeren, Cranberries und besonders Rotwein signifikant positive Wirkungen auf die Gefäße.

Studienbeschreibung
Eine Studie erforschte die möglichen antioxidativen und antientzündlichen Wirkungen von Anthocyanen und Hydroxyzimtsäuren aus Blaubeeren und Cranberries gegen Schäden am Endothel menschlicher Mikrogefäße. Diese Schäden am Endothel wurden in vitro, also im Labor, durch Sauerstoffradikale (freie Radikale) und TNF alpha verursacht. TNF alpha (Tumor-Nekrose-Faktor alpha) ist eines der wichtigsten entzündungsfördernden (pro-inflammatorischen) Zytokine, das heißt eine körpereigene Substanz, die eine Entzündung im Körper verstärkt. Ein Zytokin ist ein zuckerhaltiges Protein, das regulierende Funktionen für das Wachstum von Körperzellen hat.

Die Studie setzte voraus, dass der Oxidationsprozess an Funktionsstörungen der Gefäße beteiligt ist und letztlich auch Ursache von Krankheiten wie Arteriosklerose und sogar degenerativen Prozessen von Nervenzellen sein kann. Die Bestrebungen der Forschung gehen dahin, die Anfälligkeit der

Gefäße für freie Radikale und entzündliche Prozesse reduzieren zu können. Endothelzellen sind in ständigem Kontakt mit freien Radikalen und müssen besonders gut geschützt sein, um ihren schädlichen Wirkungen standzuhalten.
Es scheint also wichtig, ein Mittel zu finden, um die Integrität des Endothels vor den zerstörerischen freien Radikalen zu schützen. Viele In-vitro-Studien haben die antioxidativen und antientzündlichen Wirkungen von Pflanzenfarbstoffen auf Gefäßzellen aufgezeigt. Ziel dieser Studie war es, sowohl die antioxidativen als auch die antientzündlichen Eigenschaften der zwei Hauptfamilien der Pflanzenfarbstoffe, Anthocyane und Hydroxyzimtsäuren, in Blaubeeren und Cranberries auf Endothelzellen zu untersuchen.
Dabei wurden die menschlichen Endothelzellen entweder mit Blaubeer- oder Cranberry-Extrakten bebrütet (inkubiert) und dann entweder oxidativem Stress oder entzündlichen Vorgängen ausgesetzt.

Dabei kamen die Forscher zu folgenden Ergebnissen:
Bei der antioxidativen Aktivität innerhalb der Zellen zeigte sich eine deutlich reduzierte Produktion von freien Radikalen. Es gab keine graduellen Unterschiede zwischen Blaubeeren und Cranberries. Die Anthocyane waren bei beiden Beerensorten etwas effektiver als Hydroxyzimtsäuren.
Sowohl Anthocyane aus beiden Beerenarten, Blaubeeren und Cranberries, als auch die Hydroxyzimtsäuren beider Beerensorten konnten die Zellmembran (äußere Haut der Zelle) wirksam vor der Oxidation von LDL schützen.

Beide Beeren, Blaubeeren und Canberries, gaben signifikanten Schutz vor den TNF-alpha-induzierten entzündlichen Prozessen. Dabei erwiesen sich die Anthocyane, nicht aber die Hydroxyzimtsäuren als wirksam.

Sowohl Anthocyane aus Blaubeeren als auch die aus Cranberries konnten Endothelzellen gegen freie Radikale und entzündlichen Schaden schützen.

Anthocyane aus beiden Beerenarten und Hydroxyzimtsäuren gaben den gleichen Schutz innerhalb des Cytosols (Cytosol ist die Flüssigkeit innerhalb einer Zelle) und der Zellmembran. Dabei waren die Anthocyane gegen entzündliche Prozesse wirksamer als Hydroxyzimtsäuren.
Die Anthocyane beider Beeren konnten die Lebensfähigkeit der Zellen gleichermaßen schützen, während die Hydroxyzimtsäuren aus Blaubeeren wirksamer waren als die aus Cranberries.

Zusammenfassend lässt sich sagen, dass Pflanzenfarbstoffe aus beiden Beeren sich in den Endothelzellen ansiedeln konnten und dort die Verletzbarkeit der Endothelzellen gegenüber erhöhtem oxidativem Stress reduzierten, sowohl in der Außenhaut der Zelle als auch in der Flüssigkeit im Inneren der Zelle.

Anthocyane reduzieren die Erhöhung verschiedener Entzündungsindikatoren, die durch entzündungsfördernde körpereigene Substanzen ausgelöst wurden. Entzündungsindikatoren zeigen an, dass Leukozyten (weiße Blutkörperchen) zu Entzündungen oder Verletzungen im Endothel »rekrutiert« wurden. Pflanzenfarbstoffe (Polyphenole) aus Blaubeeren und Cranberries konnten Endothelzellen gegen oxidativen Stress und entzündliche Prozesse schützen. Pflanzenfarbstoffe könnten also die Anfänge und die Entwicklung von Gefäßerkrankungen und altersbedingten Defiziten wirksam verhindern.

Die Forscher sind überzeugt, dass eine regelmäßige Diät mit Nahrungsmitteln, die reich an Pflanzenfarbstoffen ist, langfristig vor Gefäßerkrankungen schützen kann. Dies ist in Studien indirekt bewiesen worden, die das sogenannte »French Paradox« erforschen wollten. Ein niedriges Niveau an Arteriosklerose soll aus dem moderaten, aber regelmäßigen Konsum von Rotwein resultieren. Ursache soll eine Anreicherung von antioxidativen Stoffen im Blutkreislauf sein. Außerdem ist nachgewiesen worden, dass Pflanzenfarbstoffe gegen LDL-Oxidation und vor entzündlichen Prozessen schützen und dass sie insgesamt die Funktionen des Endothels verbessern. Unter den sekundären Pflanzenstoffen, die im Rotwein gefunden wurden, sind Hydroxyzimtsäuren und Anthocyane, die auch in Früchten und Beeren reichlich vorhanden sind, z.B. vor allem in Blaubeeren und Cranberries. Außerdem können verstärkte oxidative und entzündliche Schäden an den Gefäßen der Blut-Hirn-Schranke während des Alterungsprozesses zu Funktionsstörungen der Nervenzellen beitragen. Dies kann kognitive und motorische Verhaltensdefizite hervorrufen. Wie im Kapitel über Alterungsprozesse im Gehirn zu lesen war, können Pflanzenfarbstoffe auch vor diesen Krankheitsbildern schützen. Besonders Blaubeeren waren hier sehr wirksam.

Blaubeeren bewirken, dass sich altersbedingte Defizite der Nervenzellen verzögern. Aus der Sicht der Forscher könnte es sein, dass dies unter anderem auch davon herrührt, dass Anthocyane die Integrität des Gefäßsystems schützen.
Es wurde viel diskutiert, wie hoch die Konzentration von Anthocyanen im menschlichen Blut überhaupt sein kann und ob die erreichbaren Werte ausreichen, eine signifikante Wirkung zu erzielen. Einige Forscher meinen, dass die erreichbare Höhe der Anthocyan-Werte im Blut möglicherweise keine

so große Bedeutung für die positive Wirkung von Blaubeeren oder anderen anthocyanhaltigen Lebensmitteln hat wie bisher angenommen. Es könnte möglich sein, dass ein täglicher Konsum von Blaubeeren oder Cranberries einen auslösenden Effekt (prime effect) auf die Zellen hat und so allmählich die Fähigkeit der Gefäßzellen verbessert, oxidativem Stress zu widerstehen. Mit Sicherheit bedarf es hier zur weiteren Klärung weiterführender Forschungen.

In einigen Studien ist es gelungen, die spezifische Wirkung unterschiedlicher Anthocyane herauszufinden. Nicht alle Anthocyane haben die gleiche positive Wirkung auf die Zellen der Gefäßwände. In einem In-vivo-Experiment fand ein französisches Forscherteam heraus, dass es besonders Delphinidin ist, das eine schützende und entspannende Wirkung auf das Endothel hat. Diese Untersuchung wurde mit Anthocyanen aus Rotwein durchgeführt.
Delphinidin erwies sich auch als das wirksamste Anthocyan im Schutz gegen entzündungsförderndes TNF alpha (Tumor-Nekrose-Faktor) in Endothelzellen.
Eine weitere Studie, die sich mit den schützenden Wirkungen von Anthocyanen auf Endothelzellen beschäftigt, kommt zu dem Ergebnis, dass alle beobachteten Wirkungen von Delphinidin dazu beitragen, die Unversehrtheit des Endothels zu bewahren. Delphinidin kann auch krankhafte Wucherungen (Proliferation – Zellvermehrung) und die Wanderung von menschlichen Endothelzellen verhindern: sowohl in vitro als auch in vivo verhinderte Delphinidin die krankhafte Neuentstehung von Gefäßen innerhalb einer Krebserkrankung (Angiogenese) und scheint deshalb für eine Therapie, die die Neubildung von Gefäßen verhindern soll (antiangiogenetisch), geeignet.

Die schützende Wirkung von Anthocyanen hat ihre Erklärung vermutlich darin, dass sich Endothelzellen mit Anthocyanen verbinden können. 2002 ist es erstmalig gelungen, nachzuweisen, dass sich Edothelzellen mit Anthocyanen aus Holunderbeeren verbinden, sie in die Membran (Außenhaut der Zelle) und ins Cytosol (Flüssigkeit innerhalb einer Zelle) einlagern können. Anthocyane können also die Funktionen der Endothelzellen vor oxidativem Stress schützen und Veränderungen von Endothelzellen, die mit Gefäßerkrankungen verbunden sind, wirksam verhindern. Schäden am Endothel können den verschiedensten Krankheitsbildern vorausgehen. Es ist deshalb für die Gesundheit der Gefäße äußerst wichtig, dass die Unversehrtheit des Endothels durch Anthocyane bewahrt werden kann.

Die direkten gefäßschützenden Eigenschaften von anthocyanreichen Extrakten untersuchte 2006 eine weitere Studie: *Dabei prüften die Forscher Anthocyane aus Chokeberries, Blaubeeren und Holunderbeeren auf eine gefäßschützende Wirkung an 64 Koronararterien von Schweinen. Vor allem Extrakte aus Chokeberries und Blaubeeren bewirkten eine deutliche Entspannung des Endothels in Herzkranzarterien (Koronararterien) von Schweinen. Extraktkonzentrationen, die zu niedrig waren, um direkt den Tonus der Koronargefäße zu verändern, schützten die Koronararterien aber vor freien Radikalen.*
Die Ergebnisse lassen darauf schließen, dass anthocyanreiche Extrakte signifikant vor Gefäßerkrankungen schützen.

Die schützende Wirkung von Anthocyanen bei Bluthochdruck und Schlaganfällen

Schlaganfälle können als Folge von durch Arteriosklerose »verstopften« Halsschlagadern und Bluthochdruck entstehen. Die Folgen von Schlaganfällen im Gehirn sind oft weitreichende Zerstörungen von Zellen mit nachfolgenden Ausfallerscheinungen wie dem Verlust von Sprache (Aphasie), motorischen Störungen und Lähmungserscheinungen.

Einer der möglichen Auslöser von Schlaganfällen und Herzinfarkten ist Bluthochdruck. Bluthochdruck ist ein Risikofaktor für Gefäßerkrankungen, da der Druck auf die Blutgefäße eine Brüchigkeit der Gefäßwände bewirken kann.
In einem Tierversuch wurde geprüft, ob eine Diät aus Blaubeeren die Gefäße bei Bluthochdruck schützen kann. Zum Vergleich wurde eine Diät aus Vitamin E und Spinat verabreicht. Nur der Blaubeerextrakt konnte die von einer toxischen Dosis Sauerstoff herbeigeführte Brüchigkeit der Gefäße wirkungsvoll vermindern.

Anthocyane können Gehirnzellen bei Schlaganfällen schützen. Bei Ratten, die keine Blaubeerdiät bekommen hatten, wurden bei einem Schlaganfall 40 % der Nervenzellen zerstört, bei der Gruppe, die sechs Wochen lang eine Blaubeerdiät bekommen hatte, waren es nur 17 %.
Die Schlussfolgerungen aus dieser Studie sind, dass der Verzehr von Blaubeeren (in diesem Fall Lowbush Blueberries) bei Ratten das Hirn vor Schäden schützt, die aus einem Schlaganfall resultieren. Die Inhaltsstoffe von Blaubeeren können also im Tierversuch die Auswirkungen eines Schlaganfalles deutlich verringern.

Diese Ergebnisse wurden in weiteren Studien bestätigt. Eine Diät aus anthocyanreichen Nahrungsmitteln konnte das Gehirn von Versuchstieren vor den Auswirkungen eines Schlaganfalls wirksam schützen – der Infarkt im Gehirn fiel weit weniger zerstörerisch aus als bei einer Kontrollgruppe.
Die Autoren schließen daraus, dass eine dauerhafte Diät aus Blaubeeren oder Spinat den durch einen Schlaganfall hervorgerufenen Zelltod (Apoptose) verringert und den Infarkt im Gehirn insgesamt weniger stark ausfallen lässt.

Können Blaubeeren den Cholesterinspiegel senken?

Wilhelmina Kalt et al. unternahmen eine bemerkenswerte Studie über die Wirkung und Bioverfügbarkeit von Anthocyanen auf den Organismus von gesunden jungen Schweinen. Unter Bioverfügbarkeit versteht man die Menge einer Substanz, die tatsächlich in den Körper aufgenommen, für diesen verfügbar gemacht und nachgewiesen werden kann. Diese Menge entspricht nicht unbedingt der Menge, die über die Nahrung zugeführt wird.
Erforscht werden sollten auch die Wirkungen von Anthocyanen auf das Verhalten von Blutplättchen (Thrombozyten).
Schweine wurden deshalb als Versuchstiere gewählt, weil sie in ihrem Verdauungs- und Herz-Kreislauf-System dem Menschen besonders ähnlich sind.

Die Schweine von fünf Versuchsgruppen bekamen vier oder acht Wochen lang eine Zusatznahrung aus 0 % (Kontrollgruppe), 1 %, 2 % oder 4 % pulverisierten tiefgefrorenen Highbush Blueberries (Vaccinium corymbosum). Das Blut wurde nach null, vier und acht Wochen kontrolliert.
Mindestens zwei Anthocyane konnten in der Großhirnrinde (Kortex) des Gehirns nachgewiesen werden, hatten also die

Blut-Hirn-Schranke passiert. In dieser Versuchsreihe ergab sich kein Hinweis auf eine Wirkung der Blaubeeren auf die Aktivität der Blutplättchen. Allerdings wiesen diejenigen Schweine, die eine Blueberry-Zusatznahrung bekommen hatten, gegenüber der Kontrollgruppe einen wesentlich niedrigeren Cholesterinspiegel auf.
Bei denjenigen Schweinen, die 2 % Blueberry-Zusatznahrung erhalten hatten, war der totale Cholesterinwert um 11,7 % niedriger als bei der Kontrollgruppe, der LDL-Wert war um 15,1 % niedriger, der HDL-Wert um 8,3 %. In den westlichen Industrienationen leiden besonders viele Menschen unter einem erhöhten Cholesterinspiegel. Cholesterinablagerungen und die Oxidation von LDL tragen in hohem Maße zur Entstehung von Arteriosklerose bei. Da sich das Kreislaufsystem von Schweinen kaum von dem des Menschen unterscheidet, ist dies ein besonders bemerkenswertes und aussagestarkes Ergebnis.

Zusammenfassung

Der Zustand der Gefäße und das Funktionieren des Blutkreislaufes sind für die Gesundheit von grundlegender Bedeutung. Störungen des Kreislaufes und Verletzungen oder Verstopfungen der Gefäße können viele lebensgefährliche Erkrankungen zur Folge haben.
Besonders häufig und gefährlich ist die Arteriosklerose. Sie verläuft oft lange Jahre völlig ohne Symptome, führt zur Verengung und Brüchigkeit der Gefäße und kann in fortgeschrittenem Stadium zu Herzinfarkten und Schlaganfällen führen.
Auch das Funktionieren der Blut-Hirn-Schranke, die das Gehirn vor schädlichen Stoffen im Blut schützt, ist auf einen intakten Kreislauf und intakte Gefäße angewiesen.
Folgeerscheinungen von Gefäßerkrankungen können also

auch das Gehirn betreffen. Neurodegenerative Prozesse im Gehirn sind oft auch die Folge einer beeinträchtigten Blut-Hirn-Schranke.
Für den Erhalt der Gesundheit besonders wichtige Zellen der Gefäße sind die Endothelzellen an der Innenwand der Intima, der innersten Schicht des Blutgefäßes. Endothelzellen haben viele unterschiedliche Aufgaben, die für den störungsfreien Ablauf fast sämtlicher körperlicher Vorgänge von entscheidender Bedeutung sind. Eine Verletzung oder Beeinträchtigung des Endothels hat also immer gravierende krankheitserregende Folgen. Die Entstehung von Arteriosklerose, das Verklumpen von Blutplättchen, das zu Thrombosen führt, haben ihren Anfang in einer Verletzung des Endothels.
Zu Verletzungen des Endothels kommt es hauptsächlich durch zellschädigende oxidative Reaktionen und oxidativen Stress. Deshalb hat es die Forschung bewogen, die Wirkung antioxidativ wirkender Stoffe, z. B. der Anthocyane, wie sie in Blaubeeren besonders reichlich vorhanden sind, aber auch in Rotwein, Cranberries oder Holunderbeeren, auf die Zellen des Endothels zu untersuchen. Die Ergebnisse zeigten, dass vor allem Blaubeeren, Cranberries und Rotwein eine signifikant schützende Wirkung auf das Endothel haben. Vor allem das Anthocyan Delphinidin scheint diese positive Wirkung auszulösen. Von besonderer Bedeutung ist dabei die Fähigkeit der Anthocyane, mit den Endothelzellen sowohl der Membran, also der Außenhaut, als auch dem Cytosol im Inneren der Zelle eine Verbindung einzugehen.

Anthocyane aus Blaubeeren halfen außerdem im Tierversuch, die Auswirkungen von Schlaganfällen im Gehirn, nämlich die Zerstörung von Gehirnzellen, in hohem Maße zu verringern, und ließen bei mit Blaubeeren gefütterten Tieren die Schlaganfälle insgesamt signifikant weniger schwer ausfallen.

Die an Schweinen, deren Blutkreislauf dem Menschen sehr ähnlich ist, nachgewiesene cholesterinsenkende Wirkung von Blaubeeren (in diesem Fall Highbush Blueberries), ist für die menschliche Gesundheit von ganz erheblicher Bedeutung.
Wie in den vorhergehenden Kapiteln zu sehen war, sind bei allen erwähnten Erkrankungen, denen der Augen und der Sehkraft, den degenerativen Prozessen im Gehirn, Diabetes, auch bei Krebserkrankungen, die Blutgefäße unmittelbar betroffen. Insofern könnte man schließen, dass die gesundheitsfördernde Wirkung der Inhaltsstoffe von Blaubeeren bei all diesen Krankheitsbildern vor allem in ihrem schützenden Einfluss auf die Gefäße besteht, insbesondere im Schutz des so lebenswichtigen Endothels.

Anwendungen

Da die gefäßstärkende Wirkung von Blaubeeren eine relativ junge Entdeckung ist, gibt es keine traditionellen »Hausmittel« zur Anwendung.
Man kann zur Stärkung der Gefäße und zur Vorbeugung vor Arteriosklerose und Schlaganfällen nur dazu raten, möglichst oft frische Blaubeeren zu essen, auch Blaubeersaft oder Blaubeerwein ist empfehlenswert. Natürlich sind auch Präparate aus Blaubeeren wirksam.

3. Vorbeugende Wirkungen bei Krebserkrankungen

Bei schweren Erkrankungen, besonders bei Krebserkrankungen, die in der Regel intensiv behandelt werden, gibt es bislang wenige Studien über die Wirkungen von Pflanzenstoffen bei Menschen. Es scheint auch – jedenfalls zum heutigen Zeitpunkt – nicht möglich, dass Pflanzenstoffe eine tatsächliche Heilung bei Krebserkrankungen bewirken könnten. Andererseits scheint es erwiesen, dass Pflanzenstoffe, besonders antioxidativ wirkende, eine vorbeugende Wirkung gegen eine krankhafte Teilung von Zellen und die Entstehung von Tumoren haben können.

Krebs macht den Menschen Angst. Denn Krebs ist nicht nur eine schwere, oft tödlich verlaufende Krankheit – neben Herz-Kreislauf-Erkrankungen ist Krebs weltweit die zweithäufigste Todesursache –, sie bringt oft große Leiden mit sich. Es gibt Medikamente, aber ein echtes Heilmittel gibt es immer noch nicht. Die Therapie besteht meist aus intensiven Maßnahmen wie Operation, Bestrahlung oder Chemotherapie. All diese Methoden beeinträchtigen Leben und Wohlbefinden der Patienten, meistens haben sie gefürchtete Nebenwirkungen.

Manchmal scheint es so zu sein, als sei die Therapie genauso schlimm wie die Krankheit selbst. Selbst wenn eine Krebserkrankung erfolgreich ausgeheilt ist, besteht immer die Furcht vor einem erneuten Ausbrechen der Krankheit an anderer Stelle im Körper. Was die meisten Menschen am Krebs so ängstigt, ist die offenbare Unmöglichkeit, sich wirksam vor ihm zu schützen. Krebs gilt im Allgemeinen als degenerative Alterskrankheit, er kann aber auch junge Menschen, sogar

Kinder betreffen. Wenn Krebs auch als unberechenbar gilt, als Zeitbombe, die jeden jederzeit treffen kann, gibt es doch eine gesicherte Erkenntnis, die sagt, dass eine richtige Ernährung und Lebensweise bisher die besten Chancen bieten, nicht an Krebs zu erkranken.

Was ist Krebs eigentlich, und wie entsteht er?

Krebs ist der Sammelbegriff für Krankheiten, bei denen Körperzellen unkontrolliert wachsen, sich teilen und vermehren und dabei gesundes Gewebe zerstören.
Der weitere Verlauf der Krankheit führt zu einer Störung des Gleichgewichts zwischen dem Zellzyklus von Wachstum und Teilung der Zellen und dem Zelltod *(Apoptose)*. In der Anhäufung defekter Zellen, die einen Krebstumor bilden, bekommen die Zellen neue Eigenschaften, z. B. die Fähigkeit, unter Sauerstoffmangel zu überleben, eine eigene Blutversorgung aufzubauen *(Angiogenese)* oder in anderen Geweben wie Knochen, Lunge, Leber oder Gehirn Metastasen zu bilden. 90 % aller Krebspatienten sterben nicht am Primärtumor, sondern an seinen Metastasen.
Ursachen von Krebserkrankungen können genetische Veranlagung sein, Virusinfektionen, der Umgang mit krebsfördernden Giften und krebsfördernde Strahlen, besonders atomare Strahlung.
Die häufigste Ursache für Krebs aber ist das Alter. Die meisten Krebserkrankungen nehmen an Häufigkeit mit dem Alter deutlich zu. Krebs wird auch vielfach als degenerative Alterserkrankung des Zellwachstums gesehen. Im Alter treten immer häufiger oxidative Sauerstoffreaktionen auf, die zu den unterschiedlichsten Krankheiten führen können, eben auch zu Krebs. Der alternde Körper ist also vermehrt auf die Zufuhr von Antioxidantien angewiesen. Können Antioxidantien

aus Gemüse und Früchten wie z.B. Blaubeeren tatsächlich etwas gegen Krebszellen und ihre zerstörerischen Aktivitäten ausrichten? Bedenkt man die Schwere und Gefährlichkeit der Krankheit, scheint dies unmöglich zu sein.

Wie reagieren Krebszellen auf Antioxidantien?

Es liegen zahlreiche Studien vor, meist In-vitro- und In-vivo-Studien, also Laborversuche oder Tierversuche, die erforschen, wie Anthocyane aus Blaubeeren auf Krebszellen und Tumore wirken, welchen Einfluss sie auf das Zellwachstum und die Zellteilung *(Proliferation)*, die Neubildung von Gefäßen *(Angiogenese)* und den Zelltod haben.
Apoptose ist der programmierte Zelltod, den die biologische Zelle selbst durchführt. Bei der Apoptose schrumpfen die Zellen ein und sterben dann ab. Die Apoptose hat eine positive Bedeutung, wenn sie krankhaft veränderte Zellen betrifft, also z.B. Krebszellen, eine negative, wenn z.B. bei einem Schlaganfall gesunde Zellen zerstört werden.

In der Mehrzahl der Studien werden die Beeren in pürierter, getrockneter oder tiefgefrorener Form in eine Lösung gegeben, meist Ethanol, und diese wiederum in Gefäße mit bebrüteten Krebszellen. Dort bleiben sie in der Regel sechs bis 72 Stunden. Danach werden die lebensfähigen Zellen gezählt. Nach diesem Muster verfahren die meisten der vorliegenden In-vitro-Studien. Die Methoden unterscheiden sich hauptsächlich in der Art der verwendeten Beeren oder Früchte, ihrer Aufbereitung, Konzentration und der Dauer der Bebrütung *(Inkubation)*.
Bei In-vivo-Studien werden Versuchstieren tumorerregende Zellen injiziert. Um die Wirkung von Blaubeeren zu erproben, wurden diese Zellen entweder mit Extrakten aus Blau-

beeren versehen, oder die Tiere bekamen Blaubeerzusätze vor oder nach der Injektion veränderter Zellen.

Speziell verschiedene Vaccinium-Arten prüfte 1996 eine In-vitro-Studie auf ihre krebshemmende *(antikanzerogene)* Wirkung, nämlich Lowbush Blueberries (Vaccinium angustifolium), europäische Wildblaubeeren (Vaccinium myrtillus), Cranberries (Vaccinium macrocarpon) und Preiselbeeren (Vaccinium vitis-ideae) bzw. Rohauszüge aus diesen Beeren. Alle der hier geprüften Vaccinium-Arten haben in vitro die Fähigkeit, die Entwicklung von Krebszellen einzuschränken.

In einem weiteren In-vitro-Versuch wurden verschiedene Beerenextrakte auf ihre Eigenschaft geprüft, den Zelltod (Apoptose) von Leukämie- und Darmkrebszellen zu fördern.
Die Extrakte wurden aus folgenden anthocyanreichen Beerensorten gewonnen: Lowbush Blueberry, Highbush Blueberry, Preiselbeeren, Erdbeeren, schwarze Johannisbeeren, rote Johannisbeeren, Brombeeren, europäische Wildblaubeeren und Cowberries (eine preiselbeerähnliche Beerenart).

Die Beerenproben, Extrakte aus Beeren, Teile von europäischen Wildblaubeeren und deren Pflanzenfarbstoffen (phenolische Bestandteile) wurden in einer 50%igen Ethanollösung gelöst und dann zu den Behältern mit den Krebszellen gegeben. Die Zellen wurden dann sechs, 24 oder 48 Stunden bebrütet, danach zählte man die lebensfähigen Zellen. Alle Beerenextrakte verringerten die Entwicklung von Krebszellen bei einer Konzentration von 6 mg/ml nach 48 Stunden Inkubationszeit. Der Beerenextrakt von europäischen Wildblaubeeren verhinderte die Entwicklung von Krebszellen am wirksamsten. Er verringerte die Anzahl von Leukämiezellen bei einer Konzentration von 4 und 6 mg/ml um 84 % bzw. 88 % und

die der Darmkrebszellen um 66 % und 97 %. Auch eine geringere Konzentration bewirkte, dass sich Krebszellen nicht vermehren konnten. Bei den Leukämiezellen genügte eine Konzentration von 0,5, 1, 2 und 4 mg/ml. Bei den Darmkrebszellen hingegen erreichte eine Konzentration von 0,5 bis 2 mg/ml noch keine Wirkung. Der an Anthocyanen reiche Blaubeerextrakt verhinderte das Wachstum von Krebszellen durch Apoptose, den natürlichen Zelltod.
Dabei war er bei Leukämiezellen wirksamer als bei Darmkrebszellen. Die Autoren schreiben den Beerenextrakten, vor allem dem Extrakt aus europäischen Wildblaubeeren, antioxidative und antikanzerogene Wirkungen zu, die das Absterben kranker Zellen fördern.

Verschiedene anthocyanreiche, farbige Extrakte aus Trauben, europäischen Wildblaubeeren und Chokeberries, wie sie für Lebensmittelfarben verwendet werden, wurden auf ihre Wirkung auf Darmkrebszellen und auf gesunde Zellen der Darmschleimhaut geprüft.

Die Zellen wurden vor der Beimengung der Fruchtextrakte erst 24 Stunden bebrütet. Danach gab man zu den Zellen unterschiedliche Konzentrationen von Fruchtextrakten. Die Zellen inkubierte man dann 24, 48 und 72 Stunden bei Konzentrationen von 25, 50 und 75 µg Anthocyanin/ml für Trauben und Wildblaubeeren und 10, 25 und 50 µg/ml für Chokeberries (µg ist die Abkürzung für Mikrogramm: 1/1 000 000 Gramm).
Alle Fruchtextrakte verhinderten das Wachstum von Krebszellen. Der wirksamste war der aus Chokeberries, gefolgt von dem Extrakt aus europäischen Wildblaubeeren. Ein Extrakt aus Wildblaubeeren verhinderte das Wachstum von Krebszellen um 15 % nach 24 Stunden, um 51 % nach 48 Stunden

und um 73 % nach 72 Stunden. Die Fruchtextrakte beeinträchtigten das Wachstum gesunder Zellen der Darmschleimhaut nicht.

Die Ergebnisse bestätigen, dass handelsübliche, an Anthocyanen reiche Fruchtextrakte das Wachstum von Krebszellen auch bei niedrigen Konzentrationen verringern. Die Autoren schlagen deshalb vor, diese Stoffe vermehrt als Lebensmittelfarben zu gebrauchen. Da die Fruchtextrakte nur das Wachstum von Krebszellen, nicht aber das von gesunden Zellen einschränkt, könnten sie effektvolle vorbeugende Wirkstoffe sein.

Zehn verschiedene Obst- und Beerenextrakte, Hagebutten, Blueberries (ohne Angabe zu Art oder Sorte), schwarze Johannisbeeren, Aronia, Äpfel, Sanddorn, Pflaumen, Preiselbeeren, Kirschen und Himbeeren verringerten in einer Studie von 2004 alle die Zellteilung von Krebszellen. Diese Wirkung war abhängig von der Konzentration der Extrakte und von der Art der Extrakte.
Auf Darmkrebszellen hatten Hagebutten, Blaubeeren und Sanddorn in der höchsten Konzentration die größte hemmende Wirkung auf die Zellteilung. Bei Brustkrebszellen waren es Hagebutten, schwarze Johannisbeeren und Sanddorn.
Der totale Anthocyangehalt war am höchsten in Blaubeeren, schwarzen Johannisbeeren, Kirschen und Aronia. Die Frucht- und Beerenextrakte verringerten die Zellteilung sowohl von Darmkrebszellen als auch von Brustkrebszellen. Diese Wirkung war abhängig von der Konzentration des Extraktes. Die Einschränkung der Teilung von Krebszellen korrelierte mit Vitamin C und in gewissem Maße auch mit Carotin. Je mehr Vitamin C die Extrakte enthielten, desto stärker verhinderten sie die Teilung von Krebszellen. Dies kann bedeuten, dass die

Antioxidantien Vitamin C und Carotin zusammen mit Anthocyanen sehr gute *synergistische* Wirkungen bei der Kontrolle des Wachstums von Krebszellen haben. Unter *Synergismus* versteht man das Zusammenwirken von Substanzen oder Faktoren, die sich gegenseitig fördern.

Eine weitere In-vitro-Studie prüft die krebshemmende Wirkung von verschiedenen Sorten Erdbeeren, Blaubeeren und Himbeeren.
Bei Erdbeeren waren es die Sorten Sweet Charlie und Carlsbad, bei den Blaubeeren zwei Rabbiteye-Sorten (Vaccinium ashei), nämlich »Tif-blue« und »Premier«. Die Autoren der Studie verwendeten Extrakte aus tiefgefrorenen Früchten. Erprobt wurde die Wirkung an Zellen von Brust- und Gebärmutterhalskrebs.
Die Extrakte aus den tiefgefrorenen Früchten wurden zu Kulturen mit aggressiv wachsenden Krebszellen gegeben und 48 Stunden lang bebrütet.
Erdbeeren der Sorte Carlsbad verhinderten signifikant das Wachstum von Gebärmutterhalskrebszellen, hatten aber weniger Wirkung auf Brustkrebs. Erdbeeren der Sorte Sweet Charlie verhinderten das Wachstum von Zellen beider Krebsarten.
Beide Blaubeersorten verhinderten signifikant das Wachstum von Gebärmutterhalskrebszellen und Brustkrebszellen.
Die Autoren schließen daraus, dass Pflanzenstoffe aus Beeren, insbesondere Blaubeeren und Erdbeeren, die Tumorbildung bei Menschen verhindern können.

In einer hochkomplexen Studie ist es gelungen, den molekularen Nachweis für eine krebshemmende Wirkung von Anthocyanen zu erbringen. Dabei prüfte sie die einzelnen Anthocyane, Delphinidin, Petunidin, Cyanidin, Pelargonidin, Peonidin und Malvidin. Dabei zeigte Delphinidin vor Petunidin und Cyanidin die stärkste antikanzerogene Wirkung. Die Autoren berücksichtigten auch die Ergebnisse anderer Studien und kommen zu dem Ergebnis, dass schon ein moderater Genuss von konzentrierten Anthocyanen wie z.B. in einem Extrakt aus europäischen Wildblaubeeren das Ausbrechen von Krebserkrankungen verhindern kann.

Bei Leukämiezellen riefen Delphinidin, Cyanidin und Petunidin das Absterben der Krebszellen (Apoptose) hervor, während Pelargonidin, Peonidin und Malvidin keine Apoptose verursachten. Die Anthocyane aus europäischen Wildblaubeeren führten ebenfalls zum natürlichen Absterben der Leukämiezellen. Die Studie beansprucht eine erste molekulare Sicht auf die vor Krebs schützenden Wirkungen von Anthocyanen. Sie demonstriert, dass Anthocyane krebshemmend und entzündungshemmend wirken und zum natürlichen Zelltod krankhaft veränderter Zellen führen können.

An dieser Stelle stellt sich die Frage, wie hoch die Konzentration ist, die Anthocyane im menschlichen Blut erreichen können, und ob diese möglichen Konzentrationen ausreichen, die krebshemmende Wirkung zu erreichen, die in vitro stattfindet. Einige Forscher raten zur Zurückhaltung gegenüber übersteigerten Erwartungen an die krebshemmende Wirkung von Früchten und Gemüsen. Dieser Rat zur Zurückhaltung beruht sicherlich auf der Tatsache, dass Krebs eine schwere, meist schnell fortschreitende und oft tödlich verlaufende Krankheit ist und der Versuch, eine bestehende Krebserkrankung allein mit Beeren und ihren Pflanzenfarbstoffen bekämpfen zu wollen, nicht ratsam wäre.
Blaubeeren und andere Beeren mit einem hohen Anteil an Anthocyanen können aber mit hoher Wahrscheinlichkeit das

Wachstum von Krebszellen auch im menschlichen Körper verhindern und somit ein Ausbrechen und die Weiterentwicklung der Krankheit. Blaubeeren haben somit das Potenzial, Krebserkrankungen vorzubeugen.

Neben der Zellteilung und dem Zellwachstum von Krebszellen ist die Bildung neuer Blutgefäße ein Kriterium für das Wachsen eines Krebstumors.
Krebstumore haben die Eigenschaft, Blutgefäße »anzulocken« und die Bildung von neuen Blutgefäßen zu fördern, denn der Tumor ist auf ein mitwachsendes System aus Blutgefäßen angewiesen, das ihn mit Sauerstoff und Nährstoffen versorgt. Diese Gefäßneubildungen werden *Angiogenese,* wörtlich: die Geburt oder Entstehung von Gefäßen, genannt. In einem In-vitro-Versuch konnte nachgewiesen werden, dass Beeren den Wachstumsfaktor der Gefäße, die ein Tumor für seine Entwicklung braucht, stark verringern können. Verwendet wurden Wild Blueberries (Vaccinium angustfolium), europäische Wildblaubeeren (Vaccinium myrtillus), Cranberries (Vaccinium macrocarpon), Holunder, Himbeersamen und Erdbeeren. Die Studie konnte zeigen, dass diese Beerenarten Angiogenese bei menschlichen Zellen verhindern können.

Wie wichtig die Rolle der Ernährung für Krebserkrankungen ist, zeigt eine klinische Langzeitstudie. Über einen Zeitraum von fast neun Jahren wurden 1830 Fälle von Lungenkrebs erfasst und ausgewertet. Nur 100 g Obst oder Gemüse zusätzlich zur normalen Ernährung konnten das Risiko, an Lungenkrebs zu erkranken, deutlich senken. Das galt sogar für Raucher. Diese Studie zeigt einmal mehr, wie wichtig es ist, Lebensmittel zu essen, die reich an Antioxidantien sind. Ernährung ist für die Vermeidung oder das Entstehen von Krankheiten wesentlich.

Zusammenfassung

Zellteilung (Proliferation), Zellwachstum und die Neubildung von Gefäßen zur Tumorversorgung (Angiogenese) hängen mit dem Entstehen von Krebserkrankungen ursächlich zusammen. Diese Prozesse können mit den in Blaubeeren enthaltenen, antioxidativ wirkenden Anthocyanen beeinflusst werden. In vitro können Anthocyane dieses Zellverhalten vielfach aufhalten und dazu führen, dass Krebszellen absterben.
In vivo konnten Anthocyane aus Blaubeeren die Neubildung von Blutgefäßen, wie sie bei Tumoren vorkommt, deutlich verringern.

Außer einer Langzeitstudie über Lungenkrebs liegen klinische Studien mit menschlichen Freiwilligen über die Wirkung von Blaubeeren und ihren Inhaltsstoffen auf Krebserkrankungen nicht vor. Das ist leicht nachzuvollziehen. Krebs ist eine gefährliche und lebensbedrohliche Krankheit. Daher werden Krebserkrankungen meistens sofort nach der Erkennung intensiv, nämlich operativ und/oder chemotherapeutisch oder mit Bestrahlung behandelt. In klinischen Untersuchungen über Krebserkrankungen werden deshalb hauptsächlich intensiv wirkende Medikamente geprüft und keine pflanzlichen Inhaltsstoffe. Zwar wurden viele krebshemmende Substanzen – auch Zytostatika genannt – ursprünglich in Pflanzen gefunden, Therapien mit rein pflanzlichen Stoffen sind bei Krebserkrankungen aber in der Regel eher begleitender Natur und erlauben meist keine eindeutigen Schlüsse.
Um die Wirkung von Beerenextrakten auf Krebszellen zu erforschen, wurden deshalb meist In-vitro- oder In-vivo-Studien unternommen. Auch wenn bei der Bewertung von in vitro erzielten Ergebnissen eine gewisse Zurückhaltung gelten soll,

weil sich Zellen außerhalb des lebenden Organismus manchmal anders verhalten können als innerhalb eines Lebewesens, sind die hier erwähnten Ergebnisse doch in ihrer Gesamtheit sehr eindeutig. Immerhin kommen alle der vorliegenden In-vitro-Studien zu dem Schluss, dass Anthocyane, wie sie besonders reichlich in Blaubeeren vorkommen, das Wachstum von Krebszellen verhindern oder einschränken können. Auch in vivo wurde die antikanzerogene Wirkung von Blaubeeren bestätigt.

Ein weiterer interessanter Aspekt ist, dass Extrakte aus verschiedenen Beeren, auch unterschiedlicher Blaubeersorten, möglicherweise bei verschiedenen Krebsarten unterschiedlich stark wirken. Dies scheint mit unterschiedlichen molekularen Strukturen der einzelnen Anthocyane zusammenzuhängen. Hierzu wären weitere Forschungen sehr zu begrüßen.

Erwiesen ist, dass Nahrungsmittel, die reich an Pflanzenfarbstoffen, besonders Anthocyanen, sowie anderen antioxidativ wirkenden Stoffen wie z.B. Vitamin C, E und Carotin sind, vorbeugend gegen Krebserkrankungen wirken.
Tannine – Gerbstoffe – aus Blaubeeren schützen den Darm nicht nur vor dem Anhaften von Bakterien, sie haben eine erwiesene krebshemmende und entzündungshemmende Wirkung.
Blaubeeren können also auf mehrfache Weise den Organismus vor Krebs schützen. Sie haben bei Krebserkrankungen mit sehr großer Wahrscheinlichkeit eine vorbeugende Wirkung. Bei Krebs im Anfangsstadium und Krebserkrankungen im Allgemeinen können Blaubeeren als begleitendes pflanzliches Therapeutikum eine positive Wirkung haben.

Vorbeugende Anwendungen

Krebs, der uns alle bedrohen kann, wird im Anfangsstadium vielfach nicht erkannt. Viele Krebserkrankungen werden in einem fortgeschrittenen Stadium erstmals diagnostiziert. Die Aussichten, den Krebs erfolgreich behandeln zu können, sind dann natürlich nicht gut. Deshalb sollte man alle Möglichkeiten nutzen, einer Krebserkrankung vorzubeugen. Wer viel Gemüse und Obst isst, vor allem wertvolle anthocyanhaltige Beeren wie Blaubeeren, kann Krebs vorbeugen und sich so vor einer lebensbedrohenden Erkrankung schützen. Mit einem Nahrungsmittel, das nicht nur keine Nebenwirkungen hat, sondern auch noch sehr gut schmeckt.

VI. Blaubeerzüchter in Deutschland

Für alle, die direkt beim Erzeuger kaufen oder selber Blaubeeren pflücken wollen, folgt hier eine Liste aller Blaubeerzüchter, die dem Verband Deutscher Heidelbeer-Anbauer angehören. – Sie erinnern sich: »Heidelbeeren« ist ein anderer, traditioneller Name für Blaubeeren, der vor allem in Norddeutschland gebräuchlicher ist als Blaubeeren.

Sie können die Adressen auch im Internet unter www.bund-deutscher-heidelbeeranbauer.de abrufen. Dort sind auch Karten mit den genauen Standorten zu finden.
Besonders glücklich können sich die Bewohner von Niedersachsen schätzen, denn in Niedersachsen gibt es bei weitem die allermeisten Blaubeeranbauer. Das liegt wohl an den für Blaubeeren idealen Böden der Lüneburger Heide und des weiteren Umlandes.

Bayern
Prof. Dr. Liebster
Alois-Steinecker-Straße, 85354 Freising

Edelbert Münkel – Beerenobst & Brennerei
Mainbullau 16, 63897 Miltenberg
Tel.: 09371-2131, Fax: 09371-65937
E-Mail: muenkel@beerenhof.de
www.beerenhof.de

Hessen, Rheinland-Pfalz, Nordrhein-Westfalen
Dr. Georg Alfes – Heidelbeerplantage
Carl-Wilhelm-Straße 27, 47798 Krefeld
Tel.: 0173-9946111
E-Mail: Georg.Alfes@web.de

Helmut Hoos – Heidelbeerplantage
Gartenstraße 2, 67482 Freimersheim

Gertrud Hüchtker-Knemeyer – Heidelbeerplantage
Milter Straße 3, 48336 Sassenberg

Friedrich Klemme – Heidelbeerplantage
Kirschenhof, 34393 Grebenstein-Schachten
Tel.: 05674-6455, Fax: 05674-4620
E-Mail: klemme@obst-spargel.de
www.obst-spargel.de

Gerhard & Christian Königer – Heidelbeerplantage
Neulandweg, Ausserhalb 83, 63329 Egelsbach/Hessen
Tel.: 06103-49122, Fax: 06103-45422
E-Mail: birkensee.blaubeeren@t-online.de

Alois Lücking – Heidelbeerplantage
Paderborner Straße 45, 33181 Wünnenberg/Haaren

Elisabeth Paßmann – Heidelbeerplantage
Lerchenstraße 5a, 42555 Velbert
Tel.: 05026-1629, Fax: 02051-3972

Friedrich Winkelmann – Heidelbeerplantage
Nuttelner Straße 50, 32369 Rahden
Tel.: 05771-97060, Fax: 05771-970699
E-Mail: fw@spargelhof.de
www.spargelhof.de

Niedersachsen Celle, Walsrode, Verden
Heinrich Ahlvers – Heidelbeerplantage
Dorfstraße 34, 30900 Wedemark, Ortsteil Meitze

Hermann Alhusen – Heidelbeerplantage
Barmer Kirchweg, 27313 Barme
Tel.: 04251-2305

Jürgen und Albrecht Badenhop
Hauptstraße 35, 29690 Grethem
Tel.: 05164-91420, Fax: 05164-8323
E-Mail: kontakt@blaubeerland.de
www.blaubeerland.de
Heidelbeerplantage, auch für Selbstpflücker, Verkauf von Heidelbeeren, Heidelbeerprodukten und Heidelbeerpflanzen, Heidelbeerfest jeweils im Juli in Grethem

Irmgard Bartels – Heidelbeerplantage
Heinser Dorfstraße 15, 27308 Kirchlinteln
Tel.: 04237-205, Fax: 04237-94066

Christian und Richard Beddermann – Heidelbeerplantage
Schmiedestraße 4, 29690 Schwarmstedt
Tel.: 05071-2462, Fax: 05071-3769

Dieter Block – Heidelbeerplantage
Groß-Eilstorf 44, 29664 Walsrode
Tel.: 05166-423, Fax: 05166-914646

J. Brückel & H. Wischmann, Helkenhof-Plantage
Bockhorn 40, 29664 Walsrode
Tel.: 05162-3245

Johannes Burchard – Heidelbeerplantage
Nordweg 42, 29352 Großmoor

Deecke Landwirtschaftlicher Betrieb
Bahnhofstraße 16, 29331 Lachendorf
Tel.: 05145-550, Fax: 05145-8511
E-Mail: info@deecke-heidelbeeren.de
www.deecke-heidelbeeren.de

Wilhelm Dierking – Heidelbeerplantage, Heidelbeerpflanzen
Kötnerende 11, 29690 Gilten/Nienhagen
Tel.: 05071-2932, Fax: 05071-2794
E-Mail: info@dierking.de

Gerd Flegel – Heidelbeerplantage
Rodewalder Straße 35, 29690 Gilten/Nienhagen

Jürgen Heine – Heidelbeerplantage, Hofladen, Rhabarber, Spargel, Blumen, Ferienhaus: Ferien auf dem Bauernhof
Marschweg 12, 29690 Schwarmstedt, Ortsteil Grindau
Tel.: 05071-539
E-Mail: info@heines-hof.de
www.heines-hof.de

Conrad Hogrefe – Heidelbeerplantage
Walsroder Straße 9, 29693 Eickeloh
Tel.: 05164-612, Fax: 05164-2648
E-Mail: hogrefe.conrad@t-online.de

Annegret Hoppe – Heidelbeerplantage
Beerenweg 20, 29313 Hambühren/Ovelgönne

Heinrich Kappenberg – Heidelbeerplantage
Südkampen 1, 29664 Walsrode
Tel.: 05166-1085, Fax: 05166-930891

Susanne Kröger van Houdt – Heidelbeerplantage
Bockhorn 16, 29664 Walsrode
Tel.: 05162-1567
E-Mail: erik.houdt@t-online.de

Manfred Leitke – Heidelbeerplantage, Heidelbeerpflanzen
Am Hoper Bahnhof 1, 29690 Schwarmstedt
Tel.: 05073-504, Fax: 05073-7593
E-Mail: leitke@t-online.de
www.heidelbeerplantage-leitke.de und www.leitke.de

Heinrich Lohse – Heidelbeerplantage, Erdbeeren, Rhabarber, Preiselbeeren
Rodewalder Straße 36, 29690 Gilten/Nienhagen
Tel.: 05071-651, Fax: 05071-913441
E-Mail: heinrichlohse@t-online.de
www.heidelbeeren-lohse.de

Jürgen Oestmann – Heidelbeerplantage
Südkampen 27, 29664 Walsrode
Tel.: 05166-274, Fax: 05166-5210

Reinhard Pralle – Heidelbeerplantage
Holzgartenweg 4, 29693 Eickeloh

Raimund Schliephake – Heidelbeerplantage, Shop im Internet
Küsterkoppel 60, 29693 Böhme
Tel.: 05165-2338, Fax: 05165-3099
E-Mail: info@heidelbeerplantage24.de
www.heidelbeerplantage24.de

Ruth Schmuck – Heidelbeerplantage
Rodewalder Straße 18, 29690 Gilten/Nienhagen
Tel.: 05071-2125, Fax: 05071-2125

Wilhelm Witthöft – Heidelbeerplantage
Breite Straße 13, 29649 Wietzendorf
Tel.: 05196-1220, Fax: 05196-1220

Westliches Niedersachsen
Günter Bartels – Heidelbeerplantage
Eichenstraße 28, 49847 Itterbeck
Tel.: 05948-555

Dr. Udo Funch – Heidelbeerplantage, Hofladen
Dorfstraße 13, 26180 Rastede-Loy
Tel.: 04402-2840, Fax: 04402-3640
E-Mail: Funch@Gut-Loy.de
www.Gut-Loy.de

Ingeborg Hintersdorf – Heidelbeerplantage
Lindenstraße 3, 49424 Goldenstedt
Tel.: 04444-2325, Fax: 04444-2325
E-Mail: inge.hintersdorf@t.online.de

Knud Hinrichs – Heidelbeerplantage
Ginsterstraße 17, 26639 Wiesmoor
Tel.: 04944-449, Fax: 04944-947876

Rainer Schwerter – Heidelbeerplantage, Baumschule
Buschmannsweg 4, 26219 Bösel/Hülsberg
Tel.: 04494-448, Fax: 04494-8301
E-Mail: info@schwerter-baumschule.de

Lambertus Wanink – Heidelbeerplantage
Hooge Weg 5, 49847 Itterbeck
Tel.: 05948-802, Fax: 05948-990142
E-Mail: wanink@nwn.de
www.wanink.de

Jörg Warnke – Heidelbeerplantage
Astrup 36, 49429 Visbek
Tel.: 04445-409, Fax: 04445-7823
E-Mail: joerg.warnke@ewetel.net

Nördliches Niedersachsen
Wilhelm Augustin – Heidelbeerplantage
Im Sande 8, 21698 Harsefeld

Andree Cordes – Heidelbeerplantage
Dorfstraße 11, 27412 Bülstedt
Tel.: 04283-6113, Fax: 04283-955162

Zur Dittmeyerei
Hüttendorfer Straße 1, 27726 Worpswede
Tel.: 04794-932800, Fax: 04794-9328088
www.dittmeyer.de

Joachim Dohrmann – Heidelbeerplantage
Auf dem Berge 15, 27404 Gyhum/Nartum
Tel.: 04288-342, Fax: 04288-1262

Jörg Gasper – Heidelbeerplantage
Am Günnermoor, 27711 Osterholz-Scharmbeck
Tel.: 04796-951009, Fax: 04232-389095
E-Mail: info@heidefrucht.de

Johann Knabbe – Heidelbeerplantage
Hof Forstkamp 1, 21717 Fredenbeck, Ortsteil Schwinge
Tel.: 04149-7368, Fax: 04149-900219
E-Mail: forstkamp@aol.com

Norbert und Torsten Köster – Heidelbeerplantage
Alter Postweg 9, 21787 Oberndorf
Tel.: 04771-2663, Fax: 04771-2663

Peter Tiedemann – Heidelbeerplantage
Niendorf Seth 1, 21769 Lamstedt
Tel.: 04773-891054
E-Mail: peter.tiedemann@web.de
www.tiedemanns-heidelbeeren.de

Jürgen von Oehsen – Heidelbeerplantage
Stader Straße 2, 27729 Hambergen/Neuenkrug 1
Tel.: 04793-2327, Fax: 04793-95034

Hans-Jürgen Werner – Heidelbeerplantage
Hauptstraße 8, 21712 Deinste

Östliches Niedersachsen
Ulrich Dräger – Heidelbeerplantage
Lehmberg 4, 29581 Gerdau
Tel.: 05808-673, Fax: 05808-693
www.draeger-blaubeeren.de

Alfred-Peter Entrop
Moorende 53, 21635 Jork
Tel.: 04162-6016105
E-Mail: a.p.entrop@aol.com

Dieter Finck – Heidelbeerplantage
Lindener Weg 7, 29581 Groß Süstedt

Hans Meyer – Heidelbeerplantage
Gerdau 3, 29581 Groß Süstedt
E-Mail: hans-friedrich.meyer@t-online.de

Joh.-Hermann Pommerien – Heidelbeerplantage
Wittenwater 4, 29593 Schwienau
Tel.: 05822-1457, Fax: 05822-1457

Bodo Strampe – Heidelbeerplantage
Lüneburger Landstraße 1A, 21398 Neetze

Hans Stüven – Heidelbeerplantage
Stammbarg 20, 21271 Hanstedt/Nordheide

Südliches Niedersachsen
Otto Bergmann – Heidelbeerplantage
Remaker Weg 4, 38536 Ahrnsen/Meinersen

Axel Hahne – Heidelbeerplantage
Rethener Kirchweg 6, 30880 Laatzen
Tel.: 0511-8237876, Fax: 0511-8237878
E-Mail: Axelhahnelaatzen@t-online.de

Rolf Heine – Heidelbeerplantage
Okerstraße 9, 38176 Wendeburg

Prof. Dr. Naumann
Bergfeldstraße 8, 31199 Diekholzen, Ortsteil Barienrode

Forsthof Grussendorf, Fam. Siemer – Heidelbeerplantage
Birkenweg 80, 38524 Sassenburg/Grussendorf
Tel.: 05379-981100, Fax: 05379-981101
E-Mail: info@forsthof-grussendorf.de

Friedrich Wassermann – Heidelbeerplantage, Cafégarten, Führungen, Verkauf von Heidelbeeren, Heidelbeerprodukten und Heidelbeerpflanzen
Blaubeerweg 1, 31535 Neustadt
Tel.: 05032-4034, Fax: 05032-65564
E-Mail: wassermann-heidelbeeren@t-online.de
www.wassermann-heidelbeeren.de und
www.blaubeeren-von-wassermann.de

Hans-Ludwig Wiedenroth – Heidelbeerplantage
Hardesse 1A, 38536 Meinersen, Ortsteil Hardesse

Schleswig-Holstein und Hamburg
Dittmeyer's Frucht-Plantagen GmbH & Co. KG
Dörpfeldstraße 48, 22609 Hamburg
Tel.: 040-80994741, Fax: 040-80994747
E-Mail: frucht@dittmeyer.com
www.dittmeyer.com

Hans Jörg Fölster – Heidelbeerplantage
Am Wallberg 1, 24616 Willenscharen
Tel.: 04324-881920, Fax: 04324-881921

Wilhelm Krogmann – Heidelbeerplantage
Hauptstraße 11, 22885 Barsbüttel
Tel.: 0171-22689475

Ursula Maruhn, Heidehof Wittenmoor – Heidelbeerplantage, Hofverkauf
Bargenstedter Feld 8, 25704 Bargenstedt
Tel.: 04806-222, Fax: 04806-9150
E-Mail: wittenmoor@freenet.de
www.blaubeeren.org

Christian Pehmöller – Heidelbeerplantage, Hofladen, Ferienwohnung
Krüzener Weg 1, 21481 Schnakenbek
Tel.: 04153-81885, Fax: 04153-81884
E-Mail: cs.pehmoeller@t-online.de
www.heidelbeerhof.de

Christine Reithinger – Heidelbeerplantage
Asheide 6, 23823 Seedorf, Ortsteil Horusdorf
Tel.: 04555-647, Fax: 04555-647
E-Mail: reithinger@t-online.de

Brandenburg
Jens und Claus-Dieter Quirling
Dorfplatz 5, 19348 Berge, Ortsteil Kleeste

VII. Kochen mit Blaubeeren – Rezepte

Um es gleich vorweg zu sagen: Die gesundheitlichen Werte der Blaubeeren nutzen Sie am wirksamsten, wenn Sie frische Blaubeeren so essen, wie sie naturbelassen sind, am besten frisch vom Strauch.

Das ist natürlich nicht immer möglich, und manchmal möchten Sie vielleicht auch einfach nur die Möglichkeiten ausreizen, die in den blauen Beeren stecken. Deshalb soll hier auch noch ein kurzes Kapitel über Rezepte mit Blaubeeren folgen. Da der gesundheitliche Nutzen im Vordergrund dieses Buches steht, wurden vor allem Rezepte ausgewählt, in denen Blaubeeren roh, frisch oder tiefgekühlt verwendet werden. Denn jede Weiterverarbeitung wie Erhitzen, Backen oder Kochen zerstört einen großen Teil der wertvollen Inhaltsstoffe. Dennoch werden auch Rezepte aufgeführt, in denen Blaubeeren weiterverarbeitet werden, um auch den kulinarischen Kapazitäten der Blaubeere ein wenig gerecht zu werden.

Und noch ein Hinweis: Wenn Sie die Möglichkeiten haben, Blaubeeren selbst zu pflücken oder direkt vom Erzeuger zu kaufen – pflücken oder kaufen Sie ruhig große Mengen und frieren die Beeren dann ein. Mit tiefgefrorenen Blaubeeren kann man wunderbare Rezepte nachkochen, und die wertvollen Inhaltsstoffe sind in tiefgekühlten Beeren fast vollständig erhalten.

Getränke

Blaubeer-Lassi

2 Tassen (500 ml) Blaubeeren
1 Tasse (250 ml) Blaubeersaft, ersatzweise Ananassaft oder Orangensaft
2 Tassen (500 ml) Naturjoghurt
2 TL extra feiner Zucker
Eiswürfel
Minzeblätter

Blaubeeren, Saft, Joghurt und Zucker in einem Mixer pürieren. Durch ein feines Sieb streichen, um Schalen und Samen zu entfernen. Zum Servieren Eiswürfel in hohe Gläser geben und das Lassi darübergeben. Mit Minzeblättern garnieren.

Blaubeer-Melone-Smoothie

2 Tassen (500 ml) Honigmelone in Stücken
½ Tasse (125 ml) Blaubeeren
1 Tasse (250 ml) fettarmer Naturjoghurt
1 TL brauner Zucker
1 gestrichener TL Nelken
1 TL flüssiger Honig

Eine Minute im Mixer vermischen. In Gläser gießen, mit Minze garnieren und sofort servieren.

Angesetzter Blaubeerschnaps

2 kg Blaubeeren
½ kg Zucker
2 l Weingeist

Zucker mit Blaubeeren mischen, ca. eine Woche kühl stellen. Mit Weingeist übergießen und in den folgenden Tagen mehrmals durchrühren. Mit den Beeren servieren.

Blaubeerlikör

2 kg Blaubeeren
1 kg Zucker
Zitronensaft
Vanillezucker
½ l Weingeist
Nelken
Zimt

Blaubeeren und Zucker durchmischen und mit einer Gabel zerdrücken. Die Masse durchsieben, mit etwas Zitronensaft und Vanillezucker vermischen und leicht aufkochen. Nach dem Erkalten ca. ¼ l Weingeist beimengen, mit einigen Nelken und etwas Zimt abschmecken und ca. 20 Minuten ziehen lassen. Den restlichen Weingeist beimischen, in Flaschen füllen und in den nächsten Tagen mehrmals durchschütteln. Die Likörreife dauert ca. drei Monate. Dieser Likör schmeckt sehr intensiv und verfeinert so manches Dessert.

Blaubeerdrink Blue Moon

100 g Blaubeeren
200 ml Buttermilch
2 EL Weizenkeime
flüssiger Süßstoff

Blaubeeren mit einem Teil der Weizenkeime pürieren, anschließend mit Buttermilch auffüllen, verquirlen und mit Süßstoff abschmecken. In ein großes Glas füllen und mit den restlichen Weizenkeimen bestreuen.

Blaubeer-Sauermilch-Shake

½ l Sauermilch
3 EL Honig oder Zucker
250 g Blaubeeren

Die Blaubeeren mit Honig oder Zucker vermixen, in die Sauermilch einfließen lassen und verrühren. Nach Belieben mit Zitronensaft, Vanillezucker oder Rum abschmecken, in Gläsern servieren.

Vorspeisen, Soßen, Salate

Verschiedenes Grün mit Blaubeer-Vinaigrette

Dieser Salat schmeckt nicht nur sehr gut, er sieht durch seine Farben auch wunderschön aus.

verschiedene Salate wie Romana, Spinat, Eichblattsalat, Lovita, Burgundersalat, Radicchio, Kopfsalat etc.
2 feste Äpfel
1 Tasse frische Blaubeeren

Salate waschen und trocken schleudern. Äpfel entkernen, aber nicht schälen, in dünne Scheiben schneiden und auf den Salat geben. Darüber die frischen Blaubeeren geben. Mit Blaubeer-Vinaigrette begießen

Blaubeer-Vinaigrette:
125 ml Olivenöl
50 ml Apfelessig
1/8 TL gehackter frischer Knoblauch
½ TL fein gehackter grüner Pfeffer
½ TL fein gehackte Zwiebel
1 TL Zucker
1 Tasse frische oder gefrorene Blaubeeren

Alles in einem Mixer pürieren. Durch ein feines Sieb streichen. Bis zum Gebrauch kühl stellen.

Geeiste Blaubeersuppe

5 Tassen Blaubeeren
150 ml Wasser
½ Tasse trockener Weißwein
¼ Tasse feiner Zucker
¼ TL Muskatnuss
½ TL frischer Zitronensaft
300 ml Buttermilch
etwas Zimt

¼ Tasse Blaubeeren zum Garnieren beiseitestellen. Den Rest Beeren mit Wasser und Weißwein pürieren. Durch ein feines Sieb in eine Schüssel drücken. Zucker, Zimt, Muskatnuss, Zitronensaft und Buttermilch in das Blaubeerpüree geben. Vier bis fünf Stunden kalt stellen. Kalt mit den ganzen Blaubeeren garniert servieren.

Blaubeer-Chutney

½ Tasse brauner Zucker
¼ TL Zimt
1 gestrichener TL Chili-Flocken (Pul biber)
4 ganze Nelken
1 gestrichener TL Muskatnuss, frisch gerieben
½ Tasse (125 ml) roter Weinessig
½ Tasse (125 ml) Orangensaft
¼ Tasse Ingwer, gehackt
½ Tasse getrocknete Aprikosen, gehackt
½ Tasse Rosinen
2 Zitronen, Saft und Schale
4 Tassen Blaubeeren, frisch oder TK

Alle Zutaten in eine große Pfanne geben. Zum Kochen bringen, unter ständigem Rühren, bis der Zucker sich gelöst hat. Zugedeckt auf kleiner Hitze leise kochen lassen, bis alles weich und angedickt ist. In sterilisierte Gläser abfüllen.

Blaubeeren mit Ziegenkäsesoufflés

Direkt aus dem Ofen serviert, ist diese leichte und luftige Vorspeise ein echter Gaumenschmeichler.

1 TL kalte Butter
½ Tasse feine Semmelbrösel
125 ml Vollmilch
3 Nelken
½ Tasse gehackte Zwiebeln
ein wenig Muskatnuss und Senfpulver
⅓ Tasse Mehl
¾ Tasse Ziegenfrischkäse
4 Eigelb, leicht geschlagen
jeweils ½ TL Salz und Pfeffer

5 Eiweiß
6 TL Blaubeeren

Sechs feuerfeste Förmchen (250 ml) mit kalter Butter und Semmelbrösel ausstreichen. Überschuss ausschütteln. Auf ein Backpapier geben und vorläufig kalt stellen. In eine Pfanne Milch, Nelken, Zwiebel, Muskat und Senfmehl geben. Aufkochen lassen, von der Platte nehmen und sieben. Warm halten. Pfanne auswischen und Butter dazugeben, bei mittlerer Hitze schmelzen. Mehl dazugeben und eine Minute bei ständigem Rühren kochen. Milchmischung zurück in die Pfanne geben, 2/3 Tasse des Ziegenkäses dazugeben (150 ml) und schmelzen lassen. Vom Feuer nehmen und das Eigelb nach und nach dazugeben. Salz und Pfeffer dazugeben, wieder aufs Feuer stellen und, unter ständigem Rühren, bis zum Siedepunkt erhitzen. Vom Feuer nehmen und warm halten.
Ofen auf 200 °C vorheizen und einen großen Bräter oder eine Saftpfanne hineinstellen. Eiweiß mit einer Prise Salz sehr steif schlagen. Die Hälfte des Schnees vorsichtig in die Käsemischung heben, dann den Rest vorsichtig unter die Mischung heben.
Gekühlte Förmchen zur Hälfte mit der Masse füllen, dann je 1 TL Blaubeeren und Ziegenkäse dazugeben und den Rest der Masse obenauffüllen. Sanft mit einem Spatel glattstreichen. Ins heiße Wasserbad stellen und in ca. 20 Minuten goldbraun backen, bis sich das Volumen verdoppelt hat. Mit Salatgarnitur servieren.

Hühnchenbrust mit Blaubeersoße

4 Hühnchenbrüste ohne Knochen
30 ml Stärkemehl
45 ml Wasser
500 g frische oder gefrorene Blaubeeren
45 g Zucker
125 ml Rotwein
Schale einer Zitrone

Den Ofen auf 190 °C vorheizen. Die Hühnerbrüste 5 bis 7 Minuten backen, bis sie braun sind, einmal wenden.
Stärke in Wasser auflösen und mit Blaubeeren und Zucker in eine Pfanne geben. Auf mittlerer Hitze kochen, bis die Beeren zusammenfallen und die Soße andickt.
Zum Servieren etwas von der Blaubeersoße auf jeden Teller geben, die Hühnerbrüste darauflegen und mit der restlichen Soße beträufeln. Mit Zitronenschale garnieren.

Gepfeffertes Hirschfilet mit Blaubeer-Cabernet-Soße

Die Kombination von Wild und Beeren ist klassisch. Das kanadische Originalrezept sieht statt Hirsch Caribou vor. Rot- oder Damhirsch oder Reh sind aber genauso gut geeignet. Das Original sieht pro Person 250 g Fleisch vor, das ist für mitteleuropäische Verhältnisse sehr reichlich. Im Original ist das Fleisch in Steaks geschnitten. Sie können aber ebenso die Rückenfilets im Ganzen anbraten und dann im Ofen bei 180 °C je nach Dicke und gewünschtem Durchheitsgrad – Hirsch oder Reh – 10 bis 20 Minuten fertiggaren. Der Schöpfer des Rezepts bevorzugt das Fleisch innen fast roh bis medium, weil es so zart ist. Braten Sie es so, wie es Ihnen und Ihren Gästen schmeckt.

½ l Cabernet-Sauvignon
1 TL Zucker
1 ½ TL gehackte Schalotten
1 Knoblauchzehe, durchgepresst
1 Zweig frischer Thymian
125 g frische Blaubeeren
45 g eiskalte Butter in kleinen Würfeln
125 g getrocknete Blaubeeren
Salz
1 ½ TL Blaubeeressig oder 7 ml roter Weinessig
75–125 g gemischte Pfefferkörner – schwarz, weiß, rosa
1 kg (oder weniger) Hirsch- oder Rehrückenfilet,
zu Steaks geschnitten oder im Ganzen
3 TL Pflanzenöl

In eine mittelgroße Pfanne Wein, Zucker, Schalotte, Knoblauch, Thymian und Blaubeeren geben. Auf mittlerer Hitze 15 bis 20 Minuten kochen, bis der Wein um drei Viertel reduziert ist. In eine kleine Pfanne sieben, dabei die Gewürze gut ausdrücken. Soße unter den Siedepunkt erhitzen und die Butter Stück für Stück in die Soße rühren. Getrocknete Blaubeeren zugeben und salzen. Essig und eventuell mehr Zucker zugeben. Warm halten, aber nicht mehr kochen lassen.
Pfefferkörner mörsern, bis sie aufgeknackt sind. Die Steaks mit Salz würzen, dann in den Pfeffer drücken. Eine schwere Pfanne stark erhitzen. Öl und gleich auch die Steaks zugeben. Auf jeder Seite 3 Minuten braten, dann sind sie innen noch roh, oder nach Geschmack länger, dann aber die Hitze reduzieren, damit das Fleisch nicht verbrennt.
Auf vorgewärmten Tellern sofort servieren und mit der Soße garnieren. Als Beilage Gemüse der Saison servieren.

Getrocknete Blaubeeren selber machen:
Beeren auf ein mit Backpapier ausgelegtes Backblech legen und bei 100 °C 4 Stunden lang bei leicht geöffneter Ofentür trocknen. Abkühlen lassen und an einem trockenen Ort lagern.

Gegrillte Lachs-Tournedos mit Blaubeer-Fenchel-Mais-Salsa

Die Salsa unbedingt zuerst zubereiten, sie passt fast zu jedem Fisch.

60 g gehackte Schalotten
45 ml Olivenöl
30 ml Weißwein
250 g vorgekochte Maiskörner
125 g rote Paprika, klein geschnitten
1 Fenchel, fein aufgeschnitten
1 Knoblauchzehe, durchgepresst
12 Köpfe von kleinen Shiitake-Pilzen
125 g frische Blaubeeren (wenn möglich wilde)
20 ml Zitronensaft
Salz und Pfeffer aus der Mühle
5–10 ml Blaubeeressig oder roter Weinessig

In einem Topf die Schalotten in 15 ml Olivenöl glasig dünsten. Wein zugeben und ganz verdampfen lassen. Vom Feuer nehmen und Mais, Paprika, Fenchel, Knoblauch und 15 ml Olivenöl zugeben. Wieder aufs Feuer geben und wenige Minuten dünsten lassen, dann vom Feuer nehmen.
In einem kleinen Topf 15 ml Olivenöl erhitzen und die Pilzköpfe leicht goldbraun braten. Pilze in Scheiben schneiden. Pilze und Blaubeeren in die Salsa geben. Mit Zitronensaft, Salz, Pfeffer und Essig abschmecken.

600 g Lachsfilet
Olivenöl
Salz und Pfeffer aus der Mühle
Blaubeer-Fenchel-Mais-Salsa

Die Lachsfilets in 2,5 cm dicke Streifen schneiden. Die Streifen zu Tournedos aufrollen und mit einem Zahnstocher oder Küchengarn zusammenhalten. Mit Olivenöl bestreichen und mit Salz und Pfeffer würzen. Grill auf mittlere Hitze vorheizen, den Lachs auf jeder Seite 4 bis 5 Minuten grillen, bis er gar wird. Sofort mit der Salsa servieren.

Süße Hauptgerichte

Vor allem in Österreich liebt man süße Hauptgerichte. Hier ein paar von ihnen:

Gebratene Zimtnudeln mit Beerenmus

100 g Vollkorn-Bandnudeln
30 g Butter
Zimt und Zucker zum Bestreuen
250 g Beeren
Zucker nach Geschmack

Bandnudeln in leicht gesalzenem Wasser bissfest kochen, abgießen und gut abtropfen lassen. Butter in einer weiten Pfanne zergehen lassen. Die Nudeln darin unter ständigem Wenden leicht anbraten.
Für das Beerenmus Blaubeeren und eventuell anderes Beerenobst mit einer Gabel zerdrücken und nach Geschmack süßen. Die Nudeln mit Zimt und Zucker bestreuen und mit dem Beerenmus servieren.

Blaubeerknödel aus Kartoffelteig

400 g Kartoffeln
100 g Mehl
50 g Grieß
1 TL Salz
1 Ei
Für die Füllung: Blaubeeren und Zucker

Kartoffeln dämpfen, schälen und ganz heiß durch die Presse drücken. Mehl, Grieß, Salz und das Ei dazumischen. Jeweils eine kleine Handvoll Teig mit Blaubeeren und Zucker füllen. Die Knödel in kochendes Wasser legen, auf kleiner Hitze etwa 10 Minuten ziehen lassen (das Wasser soll nicht mehr kochen, sonst zerfallen die Knödel), vorsichtig herausheben. Mit in Butter gerösteten Semmelbröseln bestreuen und servieren.

Blaubeerschmarrn

200 g Blaubeeren
80 g Mehl
120 ml Milch
1 EL Honig (erwärmt und flüssig)
4 Eigelb
abgeriebene Schale von ½ Zitrone
Salz
20 ml Blaubeergeist
Mark von einer Vanilleschote
2 Eiweiß
40 g Zucker
40 g Butter

Die Blaubeeren verlesen und waschen. Mehl, Milch, Honig in einer Schüssel verrühren. Eigelb unterrühren. Mit Zitronen-

schale und 1 Prise Salz würzen. Den Blaubeergeist und Vanillemark unterrühren. Das Eiweiß mit 20 g Zucker sehr steif schlagen und vorsichtig unter den flüssigen Teig rühren. 20 g Butter in einer Pfanne (28 cm) zerlaufen lassen. Die Blaubeeren ganz kurz darin anbraten. Den Schmarrnteig darüber verteilen und leicht verrühren.
Den Schmarrn im vorgeheizten Ofen auf der zweiten Schiene von unten erst 10 Minuten bei 220 °C, dann 10 Minuten bei 160°C backen. Den Schmarrn aus dem Backofen nehmen und mit einem Pfannenwender in vier Teile teilen. Die Teile vorsichtig umdrehen und dann mit zwei Pfannenwendern vorsichtig auseinanderschieben. An der Seite die restliche Butter in die Pfanne geben und mit dem restlichen Zucker bestreuen. Den Zucker leicht karamellisieren lassen und unter den Schmarrn laufen lassen. Sofort servieren.

Desserts

Fruchtkompott mit Ingwer

Wunderbar über Eiscreme oder einfachem Biskuit.

2 Tassen (500 ml) Blaubeeren
2 Tassen frische Ananas in Stücken
1 große Orange, filetiert
1 TL Ingwer in Stücken
1 ½ TL flüssiger Honig
1 TL Limettensaft
abgeriebene Schale einer Zitrone

Früchte und Ingwer in eine Schüssel geben. Honig, Zitronenschale und Limettensaft vermischen und über das Obst geben. Gekühlt oder bei Zimmertemperatur servieren.

Orangen-Sahne-Reis mit Blaubeeren

8 große Orangen
20 g frischer Ingwer
1 Vanilleschote
3 EL Zucker
100 ml Weißwein
200 g Risottoreis
2 EL Amaretto (Mandellikör)
1 EL Mandelblättchen
125 g Blaubeeren
200 g Schlagsahne
4 TL gehackte Pistazien

Von sechs Orangen den Saft auspressen (700–750 ml). Restliche Orangen mit einem scharfen Küchenmesser so schälen, dass die weiße Haut vollständig entfernt wird. Orangenfilets zwischen den Trennhäuten herausschneiden, Filets beiseitestellen. Ingwer schälen und in grobe Stücke schneiden. Vanilleschote längs halbieren und das Mark herauskratzen.
Zucker in einem Topf hellbraun karamellisieren. Mit Weißwein ablöschen und mit Orangensaft auffüllen. Ingwer, Vanilleschote und -mark zugeben und bei mittlerer Hitze kochen lassen. Von der Kochstelle nehmen und 20 Minuten ziehen lassen.
Den Saft durch ein Sieb in einen Topf gießen. Saft kurz aufkochen lassen. Reis zugeben und unter gelegentlichem Rühren bei milder Hitze 25 bis 30 Minuten leise kochen lassen. Amaretto zugeben. Reis eine Stunde kalt stellen.
Mandelblättchen in einer Pfanne ohne Fett goldbraun rösten. Blaubeeren verlesen, waschen und gut abtropfen lassen. Sahne halbsteif schlagen und nach und nach mit einem Teigspatel unter den Orangenreis heben. Reis mit Orangenfilets und Blaubeeren belegen und mit Mandelblättchen und Pistazien bestreuen.

Blaubeerquark mit Pistazienkrokant

5 EL Zucker
30 g geschälte Pistazien
1 EL Öl (für das Backblech)
450 g frische Blaubeeren (ersatzweise TK)
500 g Sahne
1 Päckchen Vanillezucker

2 EL Zucker in einem Topf bei mittlerer Hitze zu einem hellbraunen Karamell schmelzen. Pistazien grob hacken und zugeben. Ein Backblech mit Öl einpinseln und die Masse darauf streichen, auskühlen lassen.
Blaubeeren verlesen, waschen, abtropfen lassen. 300 g Blaubeeren und 1 EL Zucker mit 1/8 l Wasser bei milder Hitze 10 bis 15 Minuten leise kochen lassen. Mit dem Schneidstab fein pürieren, kalt stellen.
Quark mit dem restlichen Zucker und Vanillezucker vermischen. Kalt stellen. Zum Servieren Quark und Blaubeerpüree schichtweise in Gläser füllen. Mit den restlichen Beeren garnieren und die Gläser kalt stellen. Kurz vor dem Servieren den Pistazienkrokant hacken und über die Blaubeeren streuen.

Schnelle Blaubeercreme

200 g Schlagsahne
50 g Quark
100 g Zucker
2 TL abgeriebene Zitronenschale
300 g noch gefrorene TK-Blaubeeren

Sahne steif schlagen. Quark mit Zucker und Zitrone verrühren. Sahne und Blaubeeren vorsichtig unterheben. Nach 30 Minuten servieren.

Blaubeergrütze

950 g Blaubeeren
100 g Zucker
Saft von 1 Zitrone
1 Zimtstange
400 ml Wasser
2 EL Speisestärke
150 ml Weißwein

Blaubeeren putzen. 700 g abnehmen und mit Zucker, Zitronensaft, Zimt und Wasser 8 bis 10 Minuten kochen. Zimtstange entfernen. Die Blaubeeren durch ein feines Sieb in einen Topf streichen. Speisestärke mit Wein verrühren und den Blaubeersud damit binden. Restliche Blaubeeren dazugeben und kalt stellen. Dazu passt Vanilleeis.

Crème Caramel mit Blaubeeren

500 g Sahne
4 Eigelb
1 ganzes Ei
120 g Zucker
1 Päckchen Bourbonvanillezucker
200 g Zucker für den Karamell
50 ml Blaubeerlikör (siehe Getränke)
200 g frische Blaubeeren

Zucker für den Karamell mit etwas Wasser zu dunkelbraunem Karamell schmelzen. Auf sechs Förmchen (200 g Inhalt) oder Tassen verteilen.
Eigelb, ganzes Ei, Sahne, Zucker und Vanillezucker mit dem Schneidstab pürieren und in die Förmchen füllen. Ofen auf 140 °C (Umluft nicht geeignet) vorheizen, in eine Saftpfanne

sehr heißes Wasser geben, die Förmchen hineinstellen und in 2 Stunden fest werden lassen. Auskühlen lassen und kühl stellen – Sie können die Creme gut zwei Tage vorher vorbereiten. Blaubeeren mit Likör mischen und zu der gestürzten Creme servieren.

Tiroler »Blaubeer-Muas«

1 l Milch
1 l Wasser
Salz
Butter
125 g Weizengrieß
125 g Mehl
½ l Milch
40 g Butter

Für die Soße:
Blaubeeren
Zucker
Zitronensaft

Eine weite Pfanne mit Butterschmalz oder Butter gut ausstreichen, Milch und Wasser hineingeben, aufkochen lassen, beim ersten Aufwallen salzen und etwas kaltes Wasser zugießen. Langsam das in kalter Milch verrührte Mehl und den Weizengrieß einrühren. Die Milch einmal kurz aufkochen lassen, auf schwacher Hitze, ohne zu rühren, dick einkochen lassen, die restliche Milch gut einrühren und wieder dick einkochen lassen. Ist das Muas fertig, stellt man die Pfanne beiseite und deckt sie zu, wodurch die Oberfläche etwas trocken wird. Vor dem Anrichten die Beeren mit Zucker und Zitronensaft verrühren und auf das Muas streichen.

Gratinierte Beeren

½ kg gemischte Beeren
6 Eigelb
4 EL Weißwein
60 g Schlagsahne
2 EL Rum
60 g Zucker
Puderzucker

Eigelb, Weißwein und Zucker unter Rühren auf kleinem Feuer eindicken. Sobald die Creme glatt ist, Schlagsahne und Rum unterziehen. Die Beeren in eine feuerfeste Form geben, Masse darübergeben und im vorgeheizten Backrohr bei 240 °C backen, bis die Oberfläche leicht gebräunt ist. Mit Puderzucker bestreut servieren.

Blaubeer-Parfait

250 g Blaubeeren
2 Eiweiß
150 g Zucker
1 TL Zitronensaft
Salz
300 g Schlagsahne

Förmchen ausspülen und kalt stellen. Eiweiß mit der Hälfte vom Zucker, Zitronensaft und ganz wenig Salz über Wasserdampf dickcremig aufschlagen. Eischnee vom Dampf nehmen und zu steifem Schnee schlagen. Sahne schlagen und kalt stellen. Beeren mit dem restlichen Zucker fein pürieren und mit dem Schnee und der Sahne gut verrühren. Masse in die Förmchen füllen, mit Folie zudecken und im Tiefkühler ca. 4 Stunden gefrieren lassen.

Förmchen kurz in heißes Wasser tauchen, Folie entfernen und auf Teller stürzen. Garnieren mit Blaubeeren und eventuell Minze und rasch servieren.

Gebäck

Zitronenrolle

3 Eier
220 g Zucker
1 Päckchen Vanillezucker (Bourbonvanille)
120 g Mehl
½ TL Backpulver
4 Blatt Gelatine
8 EL Zitronensaft
400 g Schlagsahne
2 TL abgeriebene Biozitrone
200 g Blaubeeren

Eier, 100 g Zucker und Vanillezucker mit den Quirlen des Handrührers auf höchster Stufe ca. 8 Minuten lang weißcremig rühren. Mehl und Backpulver sieben. Mit einem Schneebesen in mehreren Portionen unter die Eimasse heben. Auf ein mit Backpapier belegtes Blech streichen. Im heißen Ofen bei 200 °C, Umluft 180 °C, im unteren Drittel 10 Minuten backen. Sofort auf ein mit Zucker bestreutes Backblech stürzen. Backpapier vorsichtig abziehen. Biskuit mit dem Geschirrtuch längs aufrollen.
Gelatine in kaltem Wasser einweichen, dann ausdrücken. Zitronensaft und 120 g Zucker aufkochen, vom Herd nehmen und Gelatine darin auflösen. Unter Rühren auf Raumtemperatur abkühlen lassen. Sahne steif schlagen. Zitronenschale und 1/3 der Sahne in den Zitronensaft rühren. 15 Minuten kalt stellen, restliche Sahne unterheben, 10 Minuten kalt stellen.

Blaubeeren verlesen. Biskuit entrollen und mit Sahne bestreichen, rundum einen 2 cm breiten Rand lassen. Mit Blaubeeren belegen. Biskuit erneut aufrollen und mindestens 2 Stunden kalt stellen, dann in Stücke schneiden.

Blaubeer-Quark-Torte

Für den Mürbteig:
180 g Mehl
120 g Butter
80 g Zucker
1 Eigelb
Salz

Für den Belag:
1 kg Quark (40 %)
100 g Schlagsahne
4 EL Zucker
1 Päckchen Vanillezucker
20 ml Zitronensaft
600 g Blaubeeren
8 Blatt Gelatine

Mürbteig zubereiten und dünn ausrollen. Auf den Boden einer Springform legen, mehrmals mit einer Gabel einstechen und 20 Minuten bei 200 °C backen. Auskühlen lassen.
Quark, geschlagene Sahne, Zucker, Vanillezucker und Zitronensaft verrühren. Die Gelatine einweichen und tropfnass in einem Topf bei milder Hitze auflösen. In die Quarkmasse geben und mit einem Schneebesen gut vermischen. Die Blaubeeren unterheben. Die Masse auf den abgekühlten Mürbteig in die Springform füllen. Im Kühlschrank einige Stunden kalt stellen. Mit einem Messer den Rand von der Form lösen und die Springform öffnen.

Claire-Watson-Rolle mit Blaubeeren

5 Eier
1 Tasse Puderzucker
4 EL Kakao
Butter
250 g Schlagsahne + ein Paket Sahnesteif
ca. 250 g Blaubeeren

Eier trennen. Eiweiß sehr steif schlagen. Eigelb mit Puderzucker gründlich und rasch mit dem Handrührer verrühren, Kakao dazugeben, Eischnee unterheben. Masse auf ein mit einem dick gebutterten Backpapier belegtes Backblech geben. Bei 180 °C (keine Umluft) 15 bis 20 Minuten backen.
Auf ein gezuckertes Geschirrtuch stürzen und längs aufrollen. Sahne mit Sahnesteif fest schlagen. Wenn das Biskuit ausgekühlt ist, aufrollen, mit Sahne bestreichen, Blaubeeren auf der Sahne verteilen, Biskuit aufrollen, mit Puderzucker und restlichen Blaubeeren garnieren und sofort servieren.

Marmeladen

Blaubeer-Honig-Konfitüre

1 kg Blaubeeren (evtl. TK)
1 Beutel Gelierpulver 2 : 1 (25 g)
1 Päckchen Zitronensäure (5 g)
500 g Blütenhonig

Blaubeeren verlesen, kurz waschen und abtropfen lassen. 1 kg Blaubeeren abwiegen und erst mit Gelierpulver und Zitronensäure, dann mit Honig in einem großen Topf mischen, 30 Minuten Saft ziehen lassen.
Früchtemischung unter Rühren aufkochen und bei milder

Hitze mindestens 3 Minuten sprudelnd kochen lassen. Gelierprobe machen und Konfitüre eventuell abschäumen. Sofort heiß in saubere Twist-off-Gläser füllen. Gläser 5 Minuten auf den Deckel stellen, umdrehen und abkühlen lassen.
Variante: Blättchen von fünf bis sechs Stielen Thymian in feine Streifen schneiden und vor dem Abfüllen in die Konfitüre rühren.

Rohgerührte Blaubeermarmelade

Rohgerührte Marmeladen sind weniger haltbar als gekochte, dafür sind aber die guten Inhaltsstoffe noch enthalten.

500 g Blaubeeren
500 g Gelierzucker 1 : 1
1 Päckchen Zitronensäure (5 g)
abgeriebene Schale von 2 Limetten
1 Messerspitze gemahlener Zimt

Die Blaubeeren verlesen und waschen, in einem Sieb abtropfen lassen. Mit Gelierzucker, Zitronensäure, Limettenschale und dem Zimt verrühren. Dann mit den Quirlen des Handrührers etwa 20 Minuten auf stärkster Stufe rühren, bis sich der Zucker vollständig gelöst hat. In vorbereitete Gläser füllen, verschließen und in den Kühlschrank stellen.

Resümee

Lange bevor es Menschen auf der Erde gab, gab es früchtetragende Pflanzen. Die Früchte und die in ihnen enthaltenen Samen dienten zur Fortpflanzung der eigenen Art und zur Nahrung der Tiere. Als der Mensch zu den Tieren dazukam, bediente er sich anfangs selbstverständlich der gleichen Nahrungsquellen. Neben anderen Wildfrüchten und Beeren gehört die Blaubeere zu den ältesten Nahrungsmitteln der Menschheit.

Als wolle die Natur den Lebewesen, die in unwirtlichen, an Nahrungsstoffen armen Gegenden der Erde leben, einen Ausgleich schaffen, sind die meist kleinen und unscheinbaren Früchte, deren Mutterpflanzen auf armen, kargen Böden wachsen, oft in großer Höhe, die Kälte, Hitze, Winden, starken Sonnenstrahlen und rauhem Klima ausgesetzt sind, meist besonders reich an gesunden, lebenserhaltenden Inhaltsstoffen.

Heute erklärt man sich diese Tatsache damit, dass Pflanzen und ihre Früchte, die – wie wir heute sagen – starkem Umweltstress ausgesetzt sind, besondere Strategien entwickeln, um auch unter ungünstigsten Umständen überleben zu können. Sie haben sozusagen über die Jahrtausende einen Dauerhärtetest bestanden. Die Substanzen, die sie zu ihrem eigenen Schutz entwickeln, schützen auch diejenigen, die sie verzehren: Mensch und Tier.

Auch als der Mensch vom Jäger und Sammler zum Ackerbauer geworden war, und auch noch viel später, als Industrialisierung und Technisierung das Leben des Menschen in seinen Grundfesten tief verändert hatten, hatten wilde Blaubeeren in

Europa bis in die Mitte des vergangenen Jahrhunderts hinein immer noch eine nicht zu unterschätzende Bedeutung als Nahrungsmittel, Heilmittel und Wirtschaftsgut. In den Staaten der USA, wo sie reichlich vorkommen, haben die Wild Blueberries oder Lowbush Blueberries bis heute eine beachtliche wirtschaftliche Bedeutung.

Kulturblaubeeren gibt es seit rund 100 Jahren. Sie sind aus einer amerikanischen Wildform, den Highbush Blueberries, entstanden, die als »Star-Berry« Tausenden von amerikanischen Ureinwohnern das Überleben gesichert hat. Diese – wie alle amerikanischen Sorten – weißfleischigen Beeren enthalten weniger des gesundheitsfördernden Pflanzenfarbstoffs Anthocyan als die »durchgefärbte« europäische Wildblaubeere.
Kulturblaubeeren sind aber gegenüber Wildblaubeeren, die relativ empfindlich sind und schneller verderben, ohne jede Behandlung je nach Sorte eine bis sieben Wochen lang haltbar, ohne dass sie während der Lagerung etwas von ihren wertvollen Inhaltsstoffen verlieren. Deshalb sind sie auch für längere Transporte gut geeignet. Kulturblaubeeren haben, wenn sie in Studien verwendet wurden, fast oder ebenso gute gesundheitsfördernde Wirkungen wie Wildblaubeeren erzielt.
Die Pflanzen der Kulturblaubeeren sind nahezu ebenso robust und genügsam wie ihre wilden Vorfahren und so in idealer Weise für den biologischen und integrierten Anbau geeignet. Diese Anbaumethode garantiert dem Verbraucher unbehandelte und naturbelassene Beeren, die keine schädlichen Stoffe wie z. B. Insektizide oder Pestizide enthalten dürfen.

Naturprodukte und Pflanzenextrakte können hochwirksame Medikamente sein. Je höher ihre Wirksamkeit, desto größer sind in der Regel aber auch – wie bei chemischen Medikamenten – ihre möglichen Nebenwirkungen. Ihre Heilwirkungen hängen stark von der Dosierung ab, denn viele Naturprodukte wie z. B. Digitalis (Fingerhut) oder Belladonna (Tollkirsche) können eine toxische, zum Teil lebensgefährliche Wirkung haben.

Blaubeeren dagegen sind grundsätzlich »nur« Lebensmittel und nachweislich ohne jede toxische Wirkung. Die einzig bisher bekannte mögliche Nebenwirkung ist Durchfall als Folge unmäßigen Verzehrs roher Blaubeeren. Erwiesen aber ist die grundlegende Bedeutung der Ernährung für die menschliche Gesundheit. Denn das, was wir essen, wird im Laufe des komplexen Verdauungsprozesses zu körpereigener Substanz. Aus Nahrung werden Blut, Haut, Körpergewebe. Moleküle von Blaubeeren können sich z. B. mit den Zellen von Blutgefäßen verbinden, stabilisieren diese und werden so zur Körpersubstanz desjenigen, der sie verzehrt hat. Blaubeeren haben nicht umsonst unter allen von Ernährungswissenschaftlern empfohlenen Nahrungsmitteln auf der Skala des gesundheitlichen Wertes höchste Stufen erreicht. Als reines Lebensmittel ist die medizinische Wirkung von Blaubeeren natürlich begrenzt. Eine schwere Krebserkrankung z. B. wird mit Blaubeeren allein wohl kaum zu heilen sein.

Blaubeeren können vor der Entstehung und dem Fortschreiten gefährlicher Krankheiten nachweislich schützen, sie in manchen Fällen sogar heilen. Dabei spielen vor allem ihre stark antioxidativen Eigenschaften – also ihre vor gefährlichen freien Radikalen und den von ihnen verursachten Krankheiten schützende Wirkung – eine besonders wichtige Rolle. Dabei haben alle Blaubeeren, europäische Wildblaubeeren ebenso wie die amerikanischen Blueberries und Kulturblaubeeren, weitgehend die gleichen positiven Wirkungen auf die menschliche Gesundheit.

Es gibt allerdings Unterschiede darin, wie gesichert die Wirkungen der Blaubeeren auf einzelne Krankheitsbilder sind. Manche sind empirisch-klinisch in hohem Maße abgesichert, andere sind bislang hauptsächlich im Tierversuch oder in vitro nachgewiesen. Es ist außerdem zu vermuten, dass Blaubeeren außer den bisher bekannten und erforschten noch andere, für die Gesundheit positive Wirkungen haben können. Der Forschung stehen auf diesem Gebiet noch viele Wege offen.

Als die empirisch, im klinischen Alltag am besten gesicherte Wirkung von Blaubeeren kann ihre antibakterielle Wirkung bei Infektionen der Harnwege und der Blase gelten. In zahlreichen Kliniken werden Blaubeer-, Preiselbeer- und Cranberrysaft mit erstaunlichem Erfolg auch bei komplizierten Fällen wie bei Patienten mit Kunstblasen angewendet.

Nach dem heutigen Stand der Forschung besteht diese Wirkung darin, dass die Inhaltsstoffe dieser Beeren das Anhaften der Bakterien an die Schleimhäute von Harnleiter und Blase verhindern. Warum aber nur der Harnleiter und der Blase? Wäre es nicht vielleicht möglich, dass diese Beeren bzw. ihre Inhaltsstoffe auch das Einnisten von Bakterien an den Schleimhäuten anderer Körperteile verhindern? Zu diesem Thema, wie zu zahlreichen anderen, wären weitere Forschungen sehr zu begrüßen.

Blaubeeren wirken besonders schützend auf die Gefäße. Entscheidend scheint dabei die Fähigkeit der in Blaubeeren besonders reichlich vorhandenen Pflanzenfarbstoffe, der Anthocyane, zu sein, sich mit der innersten Schicht der Gefäße, dem Endothelium, verbinden zu können. Verletzungen und Schäden des Endotheliums können immer zu gravierenden Erkrankungen führen. Blaubeeren bzw. ihre Extrakte schützen das Endothelium vor Verletzungen und helfen so, die Unversehrtheit der Blutgefäße zu bewahren.

Vom Funktionieren des Blutkreislaufes und der Integrität der Blutgefäße hängt der Zustand unserer Organe, ja des gesamten Körpers ab.
Die gefäßschützende Wirkung von Blaubeeren kann so vermutlich auch für ihre positive vorbeugende, lindernde und in vielen Fällen sogar heilende Wirkung bei unterschiedlichen Erkrankungen verantwortlich sein, die wie Sehstörungen, degenerative Alterungsprozesse, Diabetes, Krebs, Infarkte und Schlaganfälle alle eng und meist ursächlich mit dem Zustand der betroffenen Gefäße zusammenhängen.

Die Frage nach der individuell angemessenen Dosis allerdings, die Frage also, wie viele Blaubeeren der Einzelne essen sollte und wie häufig, damit sie seiner Gesundheit nachhaltig nutzen, lässt sich noch nicht eindeutig beantworten. Überdosieren jedenfalls kann man Blaubeeren kaum. Bei vielen klinischen Studien über Sehstörungen hat sich z. B. gezeigt, dass Blaubeeren bzw. ihre Extrakte relativ hochdosiert genommen werden müssen, um eine Wirkung zu erzielen, und dass die Wirkung nach dem Absetzen auch relativ schnell wieder abklingt. Bei Studien zu den positiven Wirkungen auf das Gehirn reicht eine tägliche Dosis von einer halben bis ganzen Tasse.
Bei Tierversuchen ist im Allgemeinen die Dosierung auch eher hoch gehalten. Da Blaubeeren nachweislich keinerlei schädliche Nebenwirkungen haben, könnte man wohl für alle unbedenklich eine hohe tägliche Dosis empfehlen. Tatsächlich sind aber frische Blaubeeren nicht immer und überall zu haben, und ihr Preis variiert je nach Jahreszeit sehr. Konserven und Säfte sind auf jeden Fall weniger reich an wertvollen Inhaltsstoffen als frische Früchte. Tiefgefrorene Blaubeeren leiden ein wenig in ihrer Konsistenz und schmecken nicht ganz so gut wie frische, sie lassen sich aber ausgezeichnet für

Nachspeisen, Getränke, Soßen, Marmeladen etc. verwenden. Es lohnt sich also durchaus, die in der Saison preisgünstigeren Beeren in größeren Mengen einzufrieren. Die in zahlreichen Studien verwendeten und in Apotheken erhältlichen Blaubeerprodukte wie z.B. Myrtocyan oder Difrarel 100 sind sicher eine Alternative, haben aber auch ihren Preis.
Die Versorgung mit Blaubeeren bleibt also dem Einzelnen und seinen Möglichkeiten überlassen.

Ein Appell aber geht hier an die Forschung, ihre Bemühungen zur Erforschung der gesundheitlichen Wirkungen der Blaubeere fortzusetzen, wenn möglich besonders in klinischen Studien, und dabei die Forschung auch auf bisher noch unberücksichtigte Aspekte der menschlichen Gesundheit zu erweitern.
Ein weiterer Appell geht an diejenigen, die Blaubeeren züchten, anbauen und vermarkten: der Appell, mit diesem wertvollen und gesunden Nahrungsmittel, das über die Jahrtausende so vielen Menschen Leben und Gesundheit erhalten hat, in all seinen Entstehungsstufen sorgfältig, respektvoll und verantwortungsbewusst umzugehen.

Anhang

Ausgewählte Literatur

I. Wilde Blaubeeren – wo wachsen sie, welche Arten gibt es?

Hemgesberg, Hanspeter, Natürlich gesund mit der Heidelbeere, Midena, Augsburg 1999

Trehane, Jennifer, Blueberries, Cranberries and other Vacciniums, Royal Horticultural Society, Timber Press 2004

II. Kulturblaubeeren – jung und erfolgreich

Eck, Paul und Childers, Norman, Blueberry Culture, Rutgers University Press 1989

Eck, Paul, Blueberry Science, Rutgers University Press 1988

Keipert, Konrad, Beerenobst, Ulmer Fachbuch, Stuttgart 1981

Zhao, Yanyun, Berry Fruit, CRC Press 2007

III. Jahrtausende mit der Blaubeere – wie die Menschen sie genutzt haben

Reutter, Peter und Reutter, Rolf, Odenwälder Heidelbeeren. Zur Natur- und Kulturgeschichte eines Strauchs, Heppenheim 2003

IV. Was in den blauen Beeren drin ist: Inhaltsstoffe

Döll, Michaela, Das Antioxidantienwunder, Herbig Verlag, München 2003

Hemgesberg, Hanspeter, Natürlich gesund mit der Heidelbeere, Midena, Augsburg 1999

Herrmann, Karl, Inhaltsstoffe von Obst und Gemüse, Die Deutsche Bibliothek, 2001

Joseph, James A., The Color Code, Hyperion, New York 2002

Müller-Wohlfahrt, H. W., So schützen Sie Ihre Gesundheit, Zabert Sandmann, München 2000

Kalt, W. et al., Interspecific Variation in Anthocynanins, Phenolics and Antioxidant Capacity among Genotypes of Highbush and Lowbush Blueberries, J. Agric Food Chem 2001

V. Positive Wirkungen von Blaubeeren auf verschiedene Krankheitsbilder

1. Harnwegsinfektionen

Howell A. B., Cranberry and the Maintenance of Urinary Tract Health, Berry Health Symposium, Oregon 2005

Ofek, I. et al., Advances in Experimental and Medical Biology, 1996

2. Sehstörungen

Contestabile et al., Prolonged treatment of high dosage of Vaccinium myrtillus anthocyanosides: electrophysical response in myopic patients, Metanalysis HBC 1991

Jayle et al., Study concerning the action of athocyanina taken from Vaccinium myrtillus on night vision, Metanalysis HBC, 1964

Kolosowa et al., Prematurely aging OXYS rats as an animal model of senile cataract in human, Adv. Gerontol. 2003

Matsumoto et al., Stimulatory effect of cyanidin 3-glucosides on the regeneration of rhodopsin, J. Agric Food Chem. 2003

Spadea et al., High dosage anthocyanosides: elecrofunctional data in emmetropic low myopic and elevated myopic subjects, Metanalysis HBC 1991

Willis et al., Blueberry extract enhances survival of intraocular hippocampal transplants, Cell Transplant Metanalysis HBC

3. Diabetes

Camire, M. E., Bilberries and Blueberries as Functional Foods and Nutraceuticals, reprinted from Herbs, Botanicals and Teas

Hemgesberg, Hanspeter, Natürlich gesund mit der Heidelbeere, Midena, Augsburg 1999

Perrossini et al., Diabetic and hypertensive retinopathy therapy with Vaccinium myrtillus anthocyanosides (Tegens): Double blind placebo controlled clinical trial, Metanalysis HBC

Repossi et al., The rule of anthocynaosides on vascular permeability in diabetic retinopathy, Metanalysis HBC 1987

4. Degenerative Alterungsprozesse des Gehirns

Bickford et al., Antioxidant-rich diets improve cerebellar physiology and motor learning in aged rats, Brain Research 2000

Drapeau et al., Spatial memory performances of aged rats in the water maze predict levels of hippocampus neurogenesis, Epub 2003

Joseph, James A., The Color Code, Hyperion, New York 2002

Joseph et al., Oxidative stress protection and vulnerability in aging, Mech. Ageing Develop. 2000

Joseph et al., The Beneficial Effects of Berryfruit on Neuronal Communication and Behavior in Aging. Nutrition Research Center on Aging, Tufts University, Boston 2005

Joseph et al., Blueberry supplementation enhances signaling and prevents behavioral deficits in an Alzheimer disease model, Nutr. Neuro Science 2003

Kalt, W., Dufour, D., Health functionality of Blueberries, 1998

Shukitt-Hale et al., Evidence that fruits and vegetables can improve moving and thinking in aging, Annual Report of the Oregon Horticultural Society, Portland 2000

Shukitt-Hale, The effects of dietary antioxidants on psychomotor performance in aged mice, Exp. Gerontol. 1999

5. Erkrankungen des Blutkreislaufs und der Blutgefäße

Atalay, M. et al., Entiangionetic property of edible berry in a model of hemangioma FEBS, Lett. 2003

Bell, D. R. et al., Direct vasoactive and vasoprotective properties of anthocyanin-rich extracts, J. Appl Physiol 2006

Detre, Z. et al., Studies on vascular permeability in hypertension: action of anthocyanosides, Clin Physiol Biochem. 1986

García-Alonso, M. et al., Antioxidant and cellular activities of anthocyanins and their corresponding visitins A – studies in platelets, monocytes, and human endothelial cells, J Agric Food Chem. 2004

Kalt, W. et al., Effect of blueberry feeding on plasma lipids in pigs. Br. J. Nutr. 2008

Sweeney, M. I. et al., Feeding Rats Diets Enriched in Lowbush Blueberries for Six Weeks Decreases Ischemia-induced Brain Damage. Nutritional Neuro Science 2002

6. Krebserkrankungen

Béliveau, Richard und Gingras, Denis, Krebszellen mögen keine Himbeeren, Kösel 2007

Bomser, J. et al., In Vitro Anticancer Activity of Fruit Extracts from Vaccinium Species

Cooke, D. et al., Anthocyanins from fruits and vegetables – does bright color signal cancer chemopreventive activity? Eur. J. Cancer 2005

Katsube, N. et al., Induction of apoptosis in cancer cells by Bilberry (Vaccinium myrtillus) and the anthocyanins, Agric Food Chem 2003

Roy, S. et al., Antiangionetic property of edible berries, Free Rad Res, Metanalysis HBC 2002

Zhao, C. et al., Effects of commercial anthocyanin-rich extracts on colonic cancer and nontumoric cell growth, J. Agric Food Chem. 2004

VII. Rezepte

Ausgewählte Hefte von essen & trinken

Elliot, Elaine und Lee, Virginia, Blueberries, Recipes from Canada's best Chefs, 2005

Gosch, Theresia, Köstliche Rezepte mit Heidelbeeren, 1998

Glossar

Acetylcholin	Botenstoff (Neurotransmitter) zwischen den Nervenzellen im Gehirn
Adstringierend	Zusammenziehend
Adventitia	Äußerste Schicht eines Blutgefäßes
Aerob	Vom Sauerstoff abhängig
Amyloide	Eiweiß-Spaltprodukte
Angiogenese	Neubildung von Gefäßen
Angiographie	Spezielle Röntgenuntersuchung für Gefäße
Angiopathie	Schädigung der großen und kleinen Blutgefäße
Anthocyane	Pflanzenfarbstoffe (griech. anthos: Blüte, kyanos: blau)
Antikanzerogen	Krebshemmend
Antioxidantien	Stoffe, die gegen freie Radikale wirksam sind
Apoptose	Zelltod
Art	Oder Spezies, ein präziser biologischer Begriff, der wild vorkommende Pflanzen kennzeichnet
Arteriosklerose	Bindegewebige Verhärtung der Schlagadern, Arterienverkalkung
Blind	In der Versuchsanordnung bedeutet blind, dass entweder der Versuchsleiter oder die Testperson nicht weiß, welche Substanz angewendet wird
Blut-Hirn-Schranke	Bei allen Wirbeltieren und auch beim Menschen im Gehirn vorhanden. Es handelt sich um eine physiologische Barriere zwischen dem Blutkreislauf und dem Zentralnervensystem (ZNS)
Cortex	Großhirnrinde
Cyanidin	Ein Anthocyan
Cytosol	Flüssigkeit im Inneren einer Zelle

Delphinidin	Ein Anthocyan
Diabetes mellitus	Stoffwechselerkrankung (griech. diabetes: Durchfluss und lat. mellitus: honigsüß)
Diabetischer Fuß	Durchblutungsstörung als Folge des Diabetes
Dopamin	Ein wichtiger Botenstoff (Neurotransmitter)
Doppelt blind	Im Fall einer doppelt blinden Studie weiß weder der Versuchsleiter noch die Testperson, welche Substanz verwendet wird. Damit soll die Unbefangenheit der Teilnehmer gewährleistet werden
Ellagsäure	Gehört zu den Polyphenolen
Endothel	Die zum Lumen hin gerichteten Zellen der obersten Wandschicht der Intima
Ferulasäure	Phenolsäure
Flavonoide	Pflanzenfarbstoffe (lat. flavus: gelb)
Fotorezeptoren	Als Foto- bzw. Photorezeptoren bezeichnet man die spezialisierten, lichtempfindlichen Sinneszellen eines Auges
Freie Radikale	Auch *ROS* (Reactive Oxygen Species) genannt. Hochreaktive Sauerstoffmoleküle
Gastrointestinal	Zum Verdauungsapparat gehörend
Glutamat	Der wichtigste erregende Botenstoff im zentralen Nervensystem
Glutathion	Wichtigstes körpereigenes Antioxidans
Hämangiom	Blutschwamm
Harte Exsudate	Bei Diabetes häufig auftretende Ablagerungen in der Netzhaut, die aus Fett und Eiweiß bestehen und die Sehfunktionen einschränken
HDL	Abkürzung für High Density Lipoprotein
Hippocampus	Paarig angelegter Teil des Gehirns. Zuständig für Lernprozesse und Gedächtnisleistung
Hydroxyzimtsäure	Gehört zu den sekundären Pflanzenstoffen und Tanninen
Inkubation	Bebrütung

Insulin	Hormon, das in den sogenannten Langerhansschen Inseln der Bauchspeicheldrüse erzeugt wird. Es bewirkt die Öffnung der Zellwände, damit Glukose zur Energieversorgung des Körpers in die Zellen gelangen kann
Insulinresistenz	Reagiert der Körper nicht oder nur schwach auf sein eigenes Insulin, spricht man von einer Insulinresistenz
Intima	Innerste Schicht eines Blutgefäßes
In vitro	Versuchsanordnung: im Reagenzglas
Kardiovaskulär	Herz und Kreislauf betreffend
Katarakt	Grauer Star
Klinischer Versuch	Versuchsanordnung mit freiwilligen Testpersonen
Kognitiv	Denken, Lernen, Erkennen betreffend
LDL	Abkürzung für Low Density Lipoprotein
Lumen	Hohlraum eines Blutgefäßes, durch das das Blut fließt
Makrophagen	Weiße Blutkörperchen
Makula	Zentrum des Sehens im Auge
Media	Mittlere Schicht eines Blutgefäßes
Melatonin	Ein Hormon, das in der Zirbeldrüse (Epiphyse), einem Teil des Zwischenhirns, aus Serotonin (Serotonin ist ein Botenstoff (Neurotransmitter)) produziert wird und den Tag-Nacht-Rhythmus des menschlichen Körpers steuert
Membran	Äußere Haut einer Zelle
Mikroaneurysmen	Kleine Aussackungen an verengten Kapillargefäßen
Motorisch	Den Bewegungsapparat betreffend
Myopia maligna	Bösartige Myopie, schreitet unaufhaltsam fort und führt zu Aderrissen und Netzhautablösung

Myopia progressiva	Progressive Myopie, stabilisiert sich um das 30. Lebensjahr und kann bis zu zwölf Dioptrien führen.
Myopia simplex	Sogenannte Schulmyopie, kann bereits bei Kindern im Alter von zehn bis zwölf Jahren auftreten
Myopie	Kurzsichtigkeit
Nephropathie	Nierenversagen
Neurogenese	Entstehung neuer Nervenzellen im Gehirn
Neuronen	Nervenzellen des Gehirns
Neuropathie	Schädigung der Nerven
Neurotransmitter	Botenstoffe zwischen den Zellen des Gehirns (Neuronen)
Ophthalmoskopie	Spiegelung des Augenhintergrundes
ORAC	Oxygen Radical Absorbance Capacity, System, um den antioxidativen Gehalt von Nahrungsmitteln zu messen
Oxidation	Wenn sich Sauerstoff mit anderen Elementen oder Stoffen verbindet, nennt man das Oxidation oder Verbrennung
Oxidativer Stress	Tritt ein, wenn das Gleichgewicht zwischen hilfreichen und gefährlichen freien Radikalen nicht mehr gegeben ist
Perizyten	Äußere Zellen der Blutgefäße
Phagozyten	Sogenannte Fresszellen
Placebokontrolliert	Versuchsanordnung: einer Kontrollgruppe wird eine wirkungslose Substanz gegeben
Plaque	Ablagerungen in den Blutgefäßen
Polyphenole	Sekundäre Pflanzenstoffe
Proliferation	Zellteilung
Quercetin	Ein Pflanzenfarbstoff
Respiratory Burst	Freisetzung von freien Radikalen zur Abwehr von Krankheiten
Retina	Netzhaut
Retinol	Vitamin A

Retinopathie	Erkrankung der Netzhaut, kann bis zur völligen Blindheit führen
Rhizome	Unterirdisches Wurzelgeflecht wilder Blaubeeren
Rhodopsin	Augenpurpur, bildet den Sehfarbstoff in der Netzhaut
Schaumzellen	Bilden einen großen Teil aller bekannten arteriosklerotisch geschädigten, im Volksmund auch »verkalkt« genannten Blutgefäße
Serotonin	Ein Botenstoff (Neurotransmitter)
Sorte	Synonym für unterschiedliche Kulturformen
Spirulina	Gehört zur Gattung der Blaualgen (Cyanobakterien)
Synaptische Plastizität	Neue Verbindungen zwischen bestehenden Neuronen
Synergismus	Zusammenwirkung von Substanzen oder Faktoren, die sich gegenseitig fördern
Syringasäure	Phenolsäure
Tannine	Gerbstoffe
Thrombose	Blutgerinnsel
Thrombozyten	Blutplättchen, für die Gerinnung zuständig
Vasodilatation	Das Entspannen, Erweitern der Gefäße
Vasokonstriktion	Das Zusammenziehen der Gefäße
Zystitis	Blasenentzündung
Zytostatika	Krebshemmende Medikamente